ÉTUDE

SUR L'ANATOMIE ET LA PATHOLOGIE

DES

CELLULES ETHMOÏDALES

PAR

Le Dr André RANGLARET

Ancien interne des hôpitaux de Paris
Ancien chef de Clinique de Laryngologie, Rhinologie et Otologie
Médaille de bronze de l'Assistance publique

PARIS

G. STEINHEIL, ÉDITEUR

2, RUE CASIMIR-DELAVIGNE, 2

1896

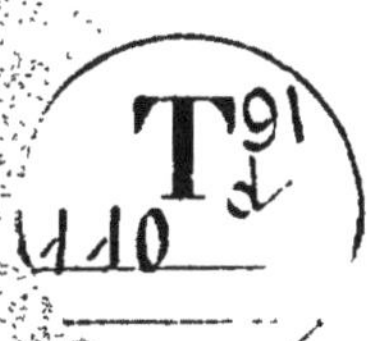

ÉTUDE

SUR

L'ANATOMIE ET LA PATHOLOGIE

DES

CELLULES ETHMOÏDALES

ÉTUDE

SUR L'ANATOMIE ET LA PATHOLOGIE

DES

CELLULES ETHMOÏDALES

PAR

Le Dʳ André RANGLARET

Ancien interne des hôpitaux de Paris
Ancien chef de Clinique de Laryngologie, Rhinologie et Otologie
Médaille de bronze de l'Assistance publique

PARIS

G. STEINHEIL, ÉDITEUR

2, RUE CASIMIR-DELAVIGNE, 2

1896

A LA MÉMOIRE DE MON PÈRE

A MA MÈRE ET A MA SŒUR

A M. L'ABBÉ J. FAUCHER

A MES AMIS

ÉTUDE

SUR L'ANATOMIE ET LA PATHOLOGIE

DES CELLULES ETHMOÏDALES

INTRODUCTION

La maladie qui fait l'objet de ce travail n'est point une affection nouvelle, néanmoins son histoire est récente. Le premier travail important qui ait paru sur la question date de 1893 seulement.

Le grand développement qu'a pris dans ces dernières années l'étude de la rhinologie, les nombreux travaux des Écoles Viennoise et Américaine, les recherches des spécialistes français sur les sinus de la face, enfin la découverte de nouveaux moyens d'investigation et le perfectionnement des anciens, ont contribué à l'étude et la connaissance de cette maladie.

Aujourd'hui les ethmoïdites sont inséparables des sinusites, et leur histoire mérite de prendre place non seulement dans les traités spéciaux, mais encore dans les ouvrages de pathologie chirurgicale.

Il m'a paru d'autant plus utile d'appeler l'attention sur la pathologie du labyrinthe ethmoïdal que les progrès réalisés récemment dans l'examen rhinoscopique permettent de découvrir dans cette région diverses affections à leur début, c'est-à-dire à une période où l'intervention chirurgicale peut s'exercer efficacement.

Nous verrons de plus en plus diminuer ces cas où de malheureux malades viennent demander le secours de la chirurgie trop tardivement alors que les lésions ont en tous sens franchi les limites du labyrinthe, sans qu'un examen utile ait été fait au début.

En abordant cette étude je n'ai pas eu l'intention d'épuiser le sujet et de dire sur lui tout ce qui peut être dit. Je me suis placé exclusivement au point de vue clinique et thérapeutique.

M'appuyant d'une part sur les observations que j'ai pu recueillir et d'autre part sur les différents cas publiés par les auteurs, j'ai d'abord montré ce qu'était l'ethmoïdite au point de vue symptomatique.

Puis abordant la question si controversée du traitement, j'ai discuté la valeur curative des diverses méthodes opératoires. Pour chacune d'elles, j'ai précisé les indications, et enfin pour la plus importante j'ai donné le manuel opératoire qui m'a paru le plus simple et le plus rationnel.

Ce travail sur les ethmoïdites est précédé de quelques considérations anatomiques sur les cellules ethmoïdales. Il m'a semblé que pour mieux comprendre la pathologie de ces cellules et surtout pour mieux apprécier les diverses méthodes opératoires proposées pour leur traitement il était indispensable de voir ce que sont au point de vue anatomique ces cavités osseuses auxquelles nos traités classiques d'anatomie consacrent à peine quelques lignes.

J'ai surtout étudié leurs rapports avec les fosses nasales, avec l'orbite et avec les autres sinus de la face. A cet effet, j'ai pratiqué sur un grand nombre de sujets des coupes diverses montrant aussi exactement que possible ces rapports. J'ai également fait plusieurs préparations destinées à montrer les relations de l'orbite avec les différents groupes de cellules que j'ai décrits.

Enfin j'ai largement mis à contribution les nombreuses pièces sèches que M. Tramond a bien voulu mettre à ma disposition. J'ai laissé à dessein de côté la question si intéressante de l'embryologie et de l'anatomie comparée. Après le beau et intéressant travail du professeur Zuckerkandl sur *l'anatomie normale et pathologique des fosses nasales*, je crois qu'il ne reste que bien peu de chose à dire sur ce sujet.

Avant de commencer l'exposé de ce travail, je suis heureux d'offrir à tous mes maîtres des hôpitaux l'expression de ma profonde et sincère gratitude.

Deux d'entre eux, les docteurs E. Labbé et Juhel-Rénoy, ont été enlevés à l'amitié de leurs nombreux élèves. Je garderai toujours le souvenir de la bienveillance et de l'intérêt qu'ils ont bien voulu me témoigner.

J'ai eu le bonheur de remplir pendant plus d'une année les fonctions d'interne dans le service de M. Ferrand, médecin de l'Hôtel-Dieu. M. Ferrand n'est pas seulement pour ses élèves un maître plein de savoir qui par des causeries familières intéresse ses auditeurs aux préceptes ardus de la clinique et de la thérapeutique ; c'est de plus un ami plein d'une paternelle bonté. A ce double titre je lui offre ici le respectueux hommage de mon entière reconnaissance.

Que MM. Gilbert et Babinski, dont j'ai été l'élève au cours de mon externat, reçoivent également tous mes remerciements pour les conseils éclairés qu'il m'ont prodigués et les intéressantes leçons dont ils m'ont fait profiter.

M. D'Heilly m'a reçu au début de cette année dans son service de l'hôpital des Enfants-Malades avec une extrême bienveillance, qu'il veuille bien accepter aussi sa part de reconnaissance.

Pendant deux ans j'ai eu l'inappréciable avantage d'être l'élève de M. Richelot. Ces deux années resteront toujours parmi les meilleures de mon externat et de mon internat. M. Richelot est non seulement le maître plein de douceur qui sait gagner le cœur de ses élèves, c'est encore le chirurgien plein de talent qui force à l'admiration.

Je termine actuellement mon internat dans le beau service de M. Bar, à Saint-Louis. Je remercie cet excellent maître d'avoir bien voulu m'y garder une place ; mais je dois aussi remercier tout particulièrement M. Lepage de m'y avoir initié avec un vrai dévouement à l'art si difficile des accouchements. M. Lepage est un jeune maître dont l'expérience et le savoir considérables lui ont déjà acquis les sympathies de nombreux élèves.

Je regrette vivement de ne pouvoir profiter de la place que M. Routier avait bien voulu me réserver pour ma quatrième année d'internat. M. Routier a été mon premier maître dans les hôpitaux, et j'eusse été heureux de terminer chez lui mon éducation chirurgicale. Je le prie de croire à l'assurance de mes regrets et d'accepter l'expression de mes meilleurs remerciements.

Enfin je n'ai garde d'oublier que pendant trois ans j'ai rempli, à la clinique de M. Castex, les fonctions de chef de clinique. J'y ai appris à connaître et à aimer cette intéressante spécialité du larynx, du nez et des oreilles ; sur les conseils de M. Castex j'y ai recueilli la plupart des éléments du présent travail. Mais ce que j'apprécie par-dessus tout, c'est que j'ai rencontré en M. Castex, un ami qui m'a donné bien souvent des marques spéciales d'intérêt. Aussi dois-je renoncer à m'acquitter de la dette de reconnaissance que j'ai contractée envers lui.

Enfin, que M. le professeur Panas veuille bien accepter l'expression de mes respectueux hommages pour l'honneur qu'il me fait en acceptant la présidence de cette thèse.

PREMIÈRE PARTIE

ANATOMIE DES CELLULES ETHMOÏDALES

I. — Généralités.

DÉFINITION. — Les cellules ethmoïdales sont représentées par un ensemble de petites cavités osseuses creusées dans la partie moyenne du massif facial : elles constituent une dépendance des fosses nasales au même titre que les sinus frontal, maxillaire et sphénoïdal. Zuckerkandl (1) les a décrites sous le nom de *labyrinthe ethmoïdal*.

Comprises entre la cavité orbitaire qui les limite en dehors, elles sont en rapport en dedans avec la moitié supérieure des fosses nasales.

Elles font suite en arrière au sinus sphénoïdal et se continuent en avant et en haut avec le sinus frontal. Si nous ajoutons qu'en bas elles reposent sur la voûte du sinus maxillaire, nous comprendrons aisément que prises dans leur ensemble, ces cellules puissent être très considérées comme un véritable trait d'union, réunissant entre eux les trois principaux sinus de la face.

(1) ZUCKERKANDL. *Anatomie normale et pathologique des fosses nasales.* Traduct. LICHTWITZ et GARNAULT. Paris, 1895.

En haut les cellules ethmoïdales sont directement en rapport avec la base du frontal qui les sépare de la substance cérébrale.

Ces considérations anatomiques nous permettent déjà de prévoir combien les affections des sinus pourront avoir de retentissement sur ces cellules et combien celles-ci à leur tour, pourront, en cas d'infection, devenir un danger soit pour l'orbite, soit pour le cerveau, soit même et surtout pour les autres sinus.

Constitution. — Les cellules ethmoïdales sont formées surtout aux dépens des masses latérales de l'ethmoïde; mais leur étude sur cet os, séparé des autres parties du squelette facial, ne donne qu'une idée très incomplète de leur forme, de leurs dimensions et de leurs rapports (1).

En effet, considérées seules et en dehors de toute connexion, les masses latérales de l'ethmoïde se présentent à nous comme de petits cubes à six faces, deux seulement sont libres et exemptes de tout rapport osseux immédiat : c'est, d'une part, la face interne qui constitue la partie supérieure de la paroi externe des fosses nasales, et d'autre part, la face externe qui, en rapport avec les parties molles de l'orbite, représente l'os planum. Les quatre autres faces de l'ethmoïde sont extrêmement irrégulières ; elles sont creusées de petites cavités, lar-

---

(1) Nous ne pensons pas qu'il soit utile, ainsi que le déclare le Dr Paul Rougé dans un intéressant travail sur l'infundibulum et les orifices des sinus, d'établir une distinction entre « les ouvertures circonférencielles » de l'ethmoïde et celles de la face interne. Les unes et les autres font partie d'un même tout, constituent un même groupe de cavités pneumatiques communiquant toutes plus ou moins avec la grande cavité nasale.

gement ouvertes, de forme et de dimension très variables.
Lorsque l'ethmoïde est en place, toutes ses cavités sont fermées par des os de voisinage qui de leur côté présentent des
irrégularités homologues de manière à constituer de véritables
cellules plus considérables qu'on ne pourrait le croire à priori
en fixant les yeux sur l'ethmoïde seul. Ainsi, en haut, les
masses latérales de l'ethmoïde sont recouvertes par la partie
interne de la face inférieure du frontal. Cette face très irrégu-
lière, est creusée de demi-cellules correspondant à celles que
l'on trouve sur la face supérieure des masses ethmoïdales. En
outre, sur ces deux faces on remarque quatre petites gouttières qui, en s'unissant deux à deux, forment deux petits
canaux qui ne sont autres que les conduits ethmoïdaux ou conduits orbitaires internes divisés en antérieur et postérieur.

En bas, les masses latérales sont fermées : en arrière, par
l'extrémité supérieure du palatin; plus en avant, elles s'arti-
culent avec la plus grande partie de la voûte de l'antre
d'Highmore constitué, comme on sait, par le maxillaire supérieur.

La face antérieure plus petite que les précédentes est fermée
par trois os qui sont, en allant de dedans en dehors et d'avant
en arrière : l'os propre du nez, la branche montante du maxillaire supérieur, l'os unguis.

La face postérieure est recouverte par la partie la plus
supérieure de l'apophyse orbitaire du palatin et aussi par la
partie du corps du sphénoïde la plus rapprochée du sinus.

Ces divers os, nous tenons à le répéter, ne se bornent pas
à fermer les cellules ethmoïdales, ils entrent tous pour une

large part dans leur formation et augmentent notablement les dimensions de chacune d'elles.

DIMENSIONS. — Les dimensions des cellules ethmoïdales sont extrêmement variables non seulement d'un individu à un autre, mais encore sur le même individu d'un ethmoïde à l'autre.

D'après les recherches et les mensurations que nous avons faites et qui ont porté sur 30 ethmoïdes environ, nous pensons qu'on peut évaluer à 8 ou 10 c.c. le contenu total de toutes les cellules ethmoïdales d'un côté.

Quant au contenu de chacune d'elles, il est encore plus variable. D'une manière générale et ainsi que le fait est facile à prévoir, ce contenu est en rapport inverse du nombre des cellules. De plus, c'est souvent en arrière vers la partie postérieure du frontal et de l'ethmoïde que l'on rencontre les cellules les plus considérables. Nous avons mesuré une cellule postérieure qui contenait 3 c.c. Par contre, c'est en avant qu'elles sont le plus nombreuses, et par là même, moins volumineuses.

NOMBRE. — Le nombre des cellules ethmoïdales est sujet à la même variété que leurs dimensions. Il est d'autant plus difficile à déterminer que souvent, dans une grande cellule on rencontre des cloisonnements plus ou moins complets qui peuvent faire croire à des cavités indépendantes. Nous avons trouvé un minimum de 5 et un maximum de 14 cellules. Les chiffres les plus fréquents sont ceux de 8, 9 et 10.

FORME. — La forme des cellules ethmoïdales échappe à toute description. Les unes sont régulièrement ovalaires, globuleuses, semblables à de véritables petits œufs vides. Les autres sont au contraire anguleuses, avec des prolongements plus ou moins considérables. D'autres enfin présentent des cloisonnements incomplets qui semblent être l'indice de plusieurs cellules fusionnées en une seule.

Le plus ordinairement chaque cellule est indépendante de sa voisine, la paroi en est lisse, tapissée par une muqueuse dont nous verrons plus loin la structure et forme pour ainsi dire un tout distinct.

Orifices. — Nous avons dit au début de ce travail que les cellules ethmoïdales étaient, au même titre que les autres sinus, de véritables dépendances des fosses nasales. En effet, chaque cellule ethmoïdale est en communication par son orifice avec les fosses nasales. Pouvons-nous en conclure qu'il y a du côté des fosses nasales autant d'orifices que de cellules ? Non ; cependant nous pensons que le nombre de ces orifices, d'ailleurs très variable, est souvent supérieur à celui que donnent la plupart des auteurs. Dans un cas nous avons compté jusqu'à 8 orifices distincts correspondant à 12 cellules. Quatre de ces orifices conduisaient directement dans quatre cellules séparées et indépendantes. Les quatre autres étaient communs à plusieurs cellules.

Voici la disposition qu'affectent toujours les cellules ethmoïdales par rapport à ces orifices. Si, à l'aide d'un stylet très fin on cherche à pénétrer dans l'un de ces orifices, il est facile d'observer que suivant la direction donnée au stylet on pénètre dans l'une ou l'autre cellule. Sur une coupe faite au centre de l'orifice on voit que cet orifice se continue en un véritable petit canal présentant parfois 5 ou 6 millim. de longueur.. C'est dans ce canal que viennent nécessairement s'ouvrir à différentes hauteurs, deux, trois, quatre cellules. Dans d'autres cas, à l'orifice nasal fait suite immédiatement une véritable dilatation ampullaire, sorte de *vestibule* où viennent converger les orifices des cellules circulairement placées autour de lui, disposition qui rappelle jusqu'à un certain point celle des bronches acineuses par rapport à la bronche lobulaire.

Pour nous résumer, nous dirons que les cellules ethmoïdales communiquent avec les fosses nasales de deux façons : *1° par un orifice direct qui met leur cavité immédiatement en rapport avec la grande cavité nasale ; 2° par l'intermédiaire d'un canal étroit et allongé ou au contraire, court et dilaté (vestibule) qui communique à son tour avec la grande cavité nasale.* La première disposition se retrouve surtout en arrière et généralement pour les grandes cellules. La seconde est plus fréquente en avant et particulière aux cellules de petite dimension.

II. — Rapports des cellules ethmoïdales.

A) RAPPORTS AVEC LES FOSSES NASALES

Pour préciser les rapports des cellules ethmoïdales avec la grande cavité nasale, il nous semble utile de décrire avec quelques détails la paroi externe des fosses nasales qui leur correspond ou plus simplement la paroi orbito-nasale.

La paroi externe des fosses nasales prise dans son ensemble

présente deux parties absolument distinctes tant par leur fonctions physiologiques que par leur constitution anatomique. Ces deux parties sont séparées par le cornet inférieur. La région placée au-dessous du cornet (*région infra-turbinale de Zuckerkandl*) ne nous arrêtera pas longtemps. Elle est exclusivement osseuse et formée aux dépens du maxillaire supérieur et du palatin. La région placée au-dessus du cornet (*région supra-turbinale de Zuckerkandl*) va au contraire nous tenir plus longuement, car elle renferme vers sa partie moyenne l'ensemble des orifices des cavités pneumatiques qui nous occupent.

Pour étudier cette région il suffit de pratiquer des coupes antéro-postérieures passant exactement par la lame criblée de l'ethmoïde. Cette région se montre alors sous la forme d'un triangle irrégulier : la base du triangle étant formée par l'insertion du cornet inférieur, le plus petit côté par la paroi postérieure des fosses nasales (corps du sphénoïde), et le troisième côté par la paroi supérieure et antérieure des fosses nasales (lame criblée et os propres du nez). Dans l'aire de ce triangle que nous apercevons de bas en haut :

1° Le méat moyen, espace compris entre le cornet inférieur et le cornet moyen.

2° Le cornet moyen ou cornet ethmoïdal inférieur de Zuckerkandl.

3° Le méat supérieur, espace compris entre le cornet moyen et le cornet supérieur.

4° Le cornet supérieur.

5° Enfin lorsqu'ils existent, le quatrième méat et le quatrième cornet.

a) *Méat moyen*. — Vers sa partie la plus antérieure le méat moyen présente une surface plane correspondant à la branche montante du maxillaire. La partie postérieure de ce méat est plane également et correspond au maxillaire supérieur et à la face interne de l'apophyse orbitaire du palatin. Quant à la partie moyenne, elle présente pour nous le plus grand intérêt. Il est nécessaire pour l'étude complète de cette région de pratiquer aussi haut que possible la résection de la partie antérieure du cornet moyen.

L'ablation du cornet met à découvert une petite région où se rencontrent un grand nombre de petits orifices, deux petites gouttières et une saillie assez prononcée.

Des deux gouttières l'une est inférieure, l'autre supérieure. C'est par la première que nous allons commencer cette description.

Cette gouttière, appelée en France gouttière de l'infundibulum, est désignée par Zuckeckandl sous le nom d'hiatus semi-lunaire. Raugé (1) a donné de cette gouttière une excellente description.

La gouttière présente deux berges. La berge inférieure est constituée par une portion de l'ethmoïde quelquefois saillante (agger nasi de H. Mayer ou apophyse unciforme de Zuckerkandl). Chez aucun des sujets que nous avons étudiés nous n'avons trouvé cette apophyse appréciable. Elle est au contraire très apparente sur le squelette privé de ses parties molles. La berge supérieure de la gouttière de l'infundibulum

____

(1) Cet auteur, dans la note lue sur ce sujet au *Congrès de Rome* (1894), fait en outre remarquer avec juste raison que l'on ne doit point confondre la gouttière de l'infundibulum avec l'infundibulum proprement dit. Ce sont deux choses absolument distinctes, ainsi que nous le verrons plus loin.

est au contraire formée par une saillie osseuse arrondie plus ou moins volumineuse, mais que nous avons trouvé constante. Cette saillie osseuse a été décrite en 1870 par Zoja, sous le nom de *promontoire des fosses nasales*. Zuckerkandl lui donne le nom de *bulle ethmoïdale*.

Nous reviendrons bientôt sur sa description.

Si nous poursuivons l'étude de la gouttière de l'infundibulum, nous remarquons qu'en bas et en arrière, cette gouttière se perd sur la paroi du méat moyen.

Vers sa partie moyenne, le plus souvent au-dessous de la bulle ethmoïdale, on rencontre au fond de cette gouttière un large orifice qui n'est autre que l'orifice du sinus maxillaire.

Le siège de cet orifice est d'ailleurs très variable : Tantôt il est reporté très en arrière et se trouve à son point terminal ; tantôt au contraire il est porté en avant ; quelquefois même l'hiatus semi-lunaire n'en présente pas de traces. Dans ce cas, c'est dans le canal qui fait suite en haut et en avant à la gouttière de l'infundibulum qu'il convient d'aller le chercher.

Ce canal a été l'objet de nombreuses descriptions toutes aussi peu claires les unes que les autres. La difficulté vient de ce que, ici comme pour tout ce qui touche aux cellules ethmoïdales, les variations sont la règle. Zuckerkandl pense qu'il donne accès dans la grande cellule ethmoïdale antérieure, *infundibulum proprement dit* des auteurs français (Boyer) et que dans cet infundibulum viennent à la fois s'ouvrir le sinus frontal et souvent le sinus maxillaire.

Voici les différentes dispositions que nous avons notées

comme les plus fréquentes et qui nous ont permis d'établir des types anatomiques correspondant à la plupart des sujets.

Le type le plus simple est la présence, dans la gouttière elle-même, de tous les orifices des cellules ethmoïdales, y compris celui du sinus maxillaire. Dans ce cas la gouttière se continue directement avec un canal unique qui n'est autre que le canal fronto-nasal. Cette disposition, qui est celle que nous avons fait représenter dans la fig. I de la planche ci-jointe, est assez rare.

Plus souvent nous avons rencontré la disposition suivante : Le canal qui fait suite à la gouttière de l'infundibulum conduit directement le stylet dans le sinus frontal. De là le nom de « canal frontal » que lui donne Poirier, ou de « canal fronto-nasal » comme l'appelle Raugé. Si on a soin d'examiner les parois de ce canal, surtout vers sa partie inférieure près de la gouttière, on remarque que ces parois sont percées de nombreux orifices : 2, 3, 4 ou 5. Ces orifices conduisent dans les cellules ethmoïdales antérieures. Et ici, si on pousse plus loin l'observation, on voit se confirmer les remarques que nous avons établies au début, à savoir, que tantôt un orifice conduit dans une seule cellule, tantôt dans 2 ou 3 cellules disposées côte à côte. Parfois il existe alors comme une sorte d'évasement du canal fronto-nasal vers sa partie inférieure, évasement qui a été désigné par certains auteurs sous le nom d'infundibulum proprement dit.

Parmi ces orifices peut se rencontrer celui du sinus maxillaire, qui est alors très petit et sous forme de fente plus ou moins allongée.

Cette disposition latérale des orifices des cellules ethmoï-dales ou du sinus maxillaire permet de faire sans difficulté le cathétérisme du sinus frontal.

Il est d'autres cas où le stylet cherchant à pénétrer dans le sinus en suivant la gouttière de l'infundibulum, puis le canal qui lui fait suite, n'arrive que dans une cellule extra-ethmoï-dale.

Sur d'autres sujets, voici la disposition anatomique que nous avons observée. Le canal fronto-nasal se divise en deux parties ; il se cloisonne pour former deux nouveaux petits canaux qui cheminent côte à côte comme les deux canons d'un fusil. L'un de ces deux canaux se rend dans une ou plusieurs cellules ethmoïdales antérieures, le plus souvent dans la grande cellule ethmoïdale antérieure ; l'autre, remontant plus haut, va jusque dans le sinus frontal. C'est dans ces cas que le cathétérisme du sinus frontal est sinon impossible au moins très difficile, car d'une part le canal est très petit, d'autre part il est très facile au stylet ou à la sonde de faire fausse route et de glisser dans une cellule ethmoïdale au lieu de pénétrer dans le sinus. Ce cloisonnement se poursuit dans certains cas jusqu'au niveau de l'hiatus semi-lunaire, et alors ce n'est plus un seul orifice qui fait suite à la gouttière de l'infundibulum, ce sont deux et quelquefois trois orifices dis-tincts.

Dans ces cas encore le cathétérisme du sinus frontal est difficile car il est impossible de savoir à priori dans quel orifice il faut pénétrer pour arriver dans le sinus. Ce n'est qu'en tâtonnant et après des essais successifs qu'on arrive le plus souvent à trouver le bon orifice, celui qui conduit à coup sûr dans le sinus. Nous avons cherché à préciser quel pouvait être, dans la disposition que nous venons d'étudier, la place respective des divers orifices qui font suite à la gouttière de l'infundibulum. Nous n'avons pu arriver à aucun résultat à cause de la variabilité extrême des cellules ethmoïdales ; Tantôt l'orifice du sinus est le plus antérieur, tantôt au contraire il est tout à fait en arrière, tantôt enfin il se trouve placé au milieu d'autres orifices dont rien ne le distingue.

En résumé, la gouttière de l'infundibulum constitue une région anatomique extrêmement importante dans laquelle viennent s'ouvrir soit directement, soit par l'intermédiaire du canal qui lui fait suite en haut : 1° le *sinus maxillaire* ; 2° le *sinus frontal* ; 3° un *groupe de cellules ethmoïdales antérieures*.

Nous disons à dessein un *groupe de cellules ethmoïdales antérieures*, car nous allons voir bientôt que *toutes* les « cellules antérieures » des auteurs classiques ne s'ouvrent pas à ce niveau. Pour cela nous n'avons qu'à poursuivre l'étude du méat moyen.

Au point où la gouttière de l'infundibulum se continue avec le canal fronto-nasal, tout près de l'insertion du cornet moyen on remarque une deuxième gouttière dirigée directement en arrière. Cette gouttière est plus petite que la précédente et forme avec elle une sorte de V ouvert en arrière. La berge supérieure de cette gouttière correspond à l'insertion du cornet, la berge inférieure à la bulle ethmoïdale. Cette dernière se trouve donc comprise dans l'espace circonscrit par les deux branches du V que forment les deux gouttières. Zuckerkandl qui a signalé cette gouttière sous le nom de *fente située entre la bulle ethmoïdale et la lamelle originaire du cornet ethmoïdal inférieur,* ne lui donne pas de dénomination spéciale.

Au point de vue anatomique pur cette gouttière est, comme nous l'avons dit, moins large que celle de l'infundibulum. Elle est aussi moins profonde et s'étend quelquefois moins en arrière. Par son extrémité antérieure elle se confond avec la précédente au niveau de l'orifice de sortie du canal fronto-nasal.

Vers sa partie moyenne, on remarque un ou plusieurs orifices qui tous appartiennent à des cellules ethmoïdales antérieures. Parmi ces orifices il en est un qui est constant comme la cellule à laquelle il correspond, c'est l'orifice de la bulle ethmoïdale. A côté de lui se trouvent quelquefois d'autres orifices, dont le nombre et la forme sont très variables. Lorsque l'orifice de la bulle ethmoïdale est seul, il correspond généralement à deux ou trois cellules placées autour de la bulle et qui s'ouvrent par le même orifice qu'elle dans les fosses nasales. C'est dans ces cas que l'orifice unique donne accès dans une sorte de vestibule où on aperçoit l'entrée des cellules avoisinantes.

Il existe donc à ce niveau *un deuxième groupe de cellules ethmoïdales antérieures* dont la bulle ethmoïdale est pour ainsi dire le centre. Nous savons que cette bulle occupe l'espace compris entre les deux gouttières que nous venons de décrire.

Elle forme dans le méat moyen un relief généralement très prononcé. C'est pour cela que Zoja la décrivit en 1870 sous le nom de *promontoire des fosses nasales*.

Plus récemment Zuckerkandl (1880) la décrit à nouveau sous le nom de *bulle ethmoïdale* et donne tant sur ses variétés que sur sa signification morphologique de nombreux détails. Pour le savant professeur viennois, la bulle représenterait un véritable cornet rudimentaire au même titre que l'apophyse cunéiforme. Il en résulterait que les deux gouttières que nous venons de décrire pourraient à leur tour être considérées comme les vestiges de deux méats.

Des variétés de la bulle ethmoïdale nous ne dirons qu'un mot, car elles portent toujours sur son volume. En effet, on peut observer tous les intermédiaires entre une crête osseuse légèrement arrondie, à peine saillante et une apophyse volumineuse refoulant, comme l'a observé Zuckerkandl, le cornet moyen au point d'obstruer presque entièrement la fente olfactive. Il est à peine besoin de faire remarquer que cette diversité de la bulle ethmoïdale dans sa forme influe sur l'aspect des gouttières qu'elle limite. Ces gouttières sont tantôt larges et étalées, tantôt étroites et profondes suivant que la bulle elle-même est petite ou volumineuse. Enfin cette disposition influe également sur les orifices des cellules ethmoïdales qui peuvent être très apparents ou au contraire profondément cachés dans les replis de la muqueuse. En terminant ce qui a trait à la bulle ethmoïdale, nous tenons à répéter ce fait : c'est que sa présence (ainsi que le fait remarquer Testut) est *constante* et qu'on la rencontre toujours dans une fosse nasale normale. Sur tous les sujets que nous avons examinés, elle ne faisait défaut qu'une fois. Or, il s'agissait dans ce cas d'une fosse nasale ravagée par les lésions d'une rhinite atrophique extrêmement prononcée.

Comme conclusion de ce que nous venons de voir dans le méat moyen, nous dirons :

1° Que ce méat est divisé en deux autres méats secondaires par un cornet embryonnaire la *bulle ethmoïdale*.

2° Chacun de ces méats est représenté par une *gouttière* plus ou moins profonde suivant le volume de la bulle.

3° Dans la première de ces gouttières qui porte le nom de gouttière de l'infundibulum viennent s'ouvrir le *sinus maxillaire*, le *sinus frontal* et un *groupe de cellules antérieures*.

4° Dans la deuxième gouttière on rencontre l'orifice de la bulle ethmoïdale souvent accompagné d'autres orifices donnant accès dans un *deuxième groupe de cellules ethmoïdales antérieures*.

En résumé, il existe véritablement *deux groupes distincts des cellules ethmoïdales antérieures* : l'un dépendant de la gouttière de l'infundibulum ; l'autre que nous appellerons *groupe de la bulle ethmoïdale* et dépendant de la gouttière qui limite cette bulle.

Au point de vue pathologique, cette distinction présente une certaine importance. En effet, en cas de suppuration, la conduite à tenir sera différente selon que l'on se trouvera en présence d'une ethmoïdite du premier groupe ou du second. Dans les cas de suppuration de la bulle ethmoïdale par exemple on pourra espérer une guérison rapide, quand après avoir réséqué le cornet moyen on aura, à l'aide d'une curette, effondré la paroi plus ou moins saillante du promontoire des fosses nasales. Que si au contraire la suppuration a gagné le groupe le plus antérieur des cellules ethmoïdales l'intervention devra être beaucoup plus sérieuse et présentera de plus grandes difficultés.

b) *Cornet moyen.* — Au point de vue spécial qui nous occupe, le cornet moyen des auteurs, *cornet ethmoïdal inférieur de Zuckerkandl* ne va pas nous arrêter longtemps. Tous les classiques en donnent de bonnes descriptions. Parfois dans son épaisseur se trouve une petite cellule qui s'ouvre dans le méat moyen au voisinage de la bulle ethmoïdale. C'est là une cellule ethmoïdale indépendante des précédentes et qui d'ailleurs est assez rare. Sur les 30 ethmoïdes que nous avons examinés nous ne l'avons rencontrée qu'une fois.

Le cornet moyen recouvre, nous l'avons vu, toute la région des orifices. Il est en rapport avec eux par sa face interne. Ce fait a une certaine importance, car pour peu qu'il soit hypertrophié, il empêchera le libre écoulement, dans les fosses nasales, du contenu soit des cellules ethmoïdales, soit des sinus. Enfin, au cas de suppuration de l'une quelconque de ces cavités, c'est près de son extrémité antérieure qu'il faudra rechercher la présence du magma purulent révélateur de la suppuration.

Par sa face externe, le cornet moyen vient en cas d'hypertrophie, se mettre en rapport avec la cloison contre laquelle il s'applique plus ou moins fortement. Dans ces cas encore le libre écoulement des liquides contenus dans la partie la plus supérieure des fosses nasales est complètement arrêté. Le cornet peut fermer hermétiquement la voie de communication des deux parties de la grande cavité nasale situées au-dessus et au-dessous de lui.

Zuckerkandl donne à la partie la plus saillante du bord inférieur du cornet moyen le nom d'opercule des fosses nasales. Cet opercule serait, d'après le professeur viennois, particulièrement développé chez les enfants. Enfin le cornet moyen intéresse encore à un autre point de vue le rhinologiste, c'est que le plus souvent il constitue la limite supérieure de ce que l'œil peut apercevoir, quand, à l'aide du spéculum nasi on procède à l'examen d'une fosse nasale normale. A la rhinoscopie antérieure, on l'aperçoit pâle au-dessous du cornet inférieur généralement plus rouge. A la rhinoscopie postérieure, il semble au contraire plus volumineux et surtout d'un rouge plus foncé que le cornet inférieur qui, à son tour, est pâle et faiblement coloré.

c) *Méat supérieur*. — Le méat supérieur est beaucoup moins considérable que le méat moyen. Il commence au-dessus du cornet moyen à 10 ou 12 millim. environ en arrière de l'agger nasi. Il est compris dans l'espace qui limite en haut de la face inférieure du cornet supérieur en bas la face supérieure du cornet moyen. En arrière il est limité par la paroi antérieure du corps du sphénoïde. En avant il se continue librement avec une surface plane qui se poursuit jusqu'à la paroi antérieure des fosses nasales.

La forme et l'aspect du méat supérieur sont extrêmement variables. Habituellement il se présente sous la forme d'une large excavation ovalaire à grand axe dirigé d'avant en arrière. Généralement la partie postérieure de cette excavation est plus profonde que l'antérieure. C'est surtout lorsque les cellules postérieures sont petites que cette excavation est large et profonde.

Dans un cas nous n'avons rencontré qu'une seule cellule postérieure avec un méat supérieur très fortement creusé en arrière aux dépens de l'ethmoïde au point que sa paroi externe était formée par la lame papyracée.

Habituellement il n'en est point ainsi et le méat qui nous occupe est séparé dans toute son étendue de la cavité orbitaire par un certain nombre de cavités ethmoïdales.

Vers la partie antérieure du méat supérieur on rencontre un deux ou trois orifices qui conduisent directement et immédiatement dans de larges cavités osseuses qui ne sont autres que les cellules ethmoïdales postérieures. La disposition la plus habituelle est la présence de deux grandes cellules s'ouvrant directement vers la partie antérieure du méat supérieur. Ces cellules de même que les antérieures ne communiquent jamais entre-elles. Mais ici encore les variétés de forme et de dimensions sont nombreuses au point de défier toute description absolument typique.

Les orifices de communication des cellules postérieures avec le méat supérieur sont généralement plus considérables que ceux des cellules antérieures.

Il n'existe pas ici de canal ni de vestibule commun à plusieurs cellules. Si on trouve un seul orifice pour deux cellules il suffit de faire attention pour voir dans le centre même de l'orifice une sorte d'éperon plus ou moins profondément caché et qui marque la présence du cloisonnement inter-cellulaire. En résumé nous dirons que dans le méat moyen viennent s'ouvrir un certain nombre de *cellules ethmoïdales dites postérieures.*

Ces cellules sont généralement volumineuses et communiquent beaucoup plus largement avec les fosses nasales que celles qui dépendent du méat moyen.

Non seulement cette voie de communication est plus vaste et plus étendue mais encore les orifices des cellules ne sont point comme ceux des précédents plus ou moins cachés plus ou moins obstrués par le cornet.

d) *Cornet supérieur (cornet ethmoïdal supérieur de Zuckerkandl).* — Le cornet supérieur ne recouvre généralement pas le méat supérieur comme le méat moyen recouvre le méat du même nom. Il ne présente qu'un très léger enroulement de son bord libre : souvent même il apparaît comme une sorte de repli antéro-postérieur absolument horizontal avec une face supérieure et une face inférieure. Sa longueur mesure d'après Zuckerkandl environ 20 millim. et sa largeur 5 à 13 millim. La paroi supérieure est largement convexe et se continue toujours jusqu'à la lame criblée de l'ethmoïde. La paroi inférieure est légèrement concave et entre dans la constitution du méat qu'elle limite.

Le bord libre se perd en avant sur la paroi nasale. En arrière il est limité par la partie moyenne du corps du sphénoïde. Ce cornet peut comme le cornet moyen devenir le siège de formations vésiculeuses. Dans ces cas il peut atteindre un développement énorme et recouvrir le cornet moyen.

La description que nous venons de donner du méat et du cornet supérieur correspond à peu près exactement à celle qu'en donnent les classiques français. Elle ne comprendrait d'après Zuckerkandl que 13 p. 100 des cas. Dans les 87 autres cas la disposition du méat supérieur serait différente.

Ce méat se trouverait divisé en deux autres méats secondaires par un cornet que le professeur Viennois appelle *cornet ethmoïdal moyen*. Dans quatre cas nous avons observé cette disposition spéciale, cette sorte de division du méat supérieur par un cornet supplémentaire.

Ce cornet dans les cas ou nous l'avons rencontré se détachait du précédent vers sa partie moyenne et se portait comme lui directement en arrière. Il se présentait sous la forme d'un pilastre membraneux divisant la partie postérieure du méat supérieur en deux étages superposés. Les orifices des cellules ethmoïdales se trouvaient dans l'étage inférieur. Dans un cas cependant il y avait un orifice cellulaire dans l'étage supérieur.

Il nous est malheureusement impossible de donner une opinion personnelle sur la fréquence de cette disposition vu le nombre restreint des sujets que nous avons pu étudier. Nous sommes néanmoins porté à croire que ce cornet supplémentaire existe fréquemment et que dans la plupart des cas il a été décrit comme cornet supérieur alors que le véritable cornet supérieur celui dont la présence est constante était désigné sous le nom de *cornet de Santorini* par les anatomistes français (1).

Les variétés anatomiques de ce cornet sont extrêmement nombreuses. Zuckerkandl en a décrit huit différentes. Ces variétés n'ayant qu'un intérêt purement théorique nous croyons qu'il est inutile de nous y arrêter plus longtemps.

Entre le cornet supérieur et le cornet supplémentaire que nous venons de décrire Zuckerkandl a observé dans 6 ou 7 p. 100 des cas (enfants ou embryons) un deuxième cornet supplémentaire qui diviserait l'étage supérieur du méat moyen en deux étages secondaires.

Ce deuxième cornet supplémentaire (cornet suprême) se présente comme le premier sous la forme d'une bandelette muqueuse, se détachant du cornet supérieur pour se porter un peu en bas et en arrière et se perdre enfin au-devant du corps du splénoïde. Nous n'avons, pour notre part, jamais observé la présence de ce cornet même à l'état rudimentaire.

En résumé, on peut dire que d'une manière constante on rencontre un *cornet supérieur* plus ou moins développé, limitant en haut le méat supérieur.

Accessoirement, on peut observer *deux cornets supplémentaires* plus petits placés *au-dessous* du cornet supérieur cachées par lui quelquefois et divisant le méat du même nom en *deux ou trois étages secondaires*.

(1) Zuckerkandl fait remarquer avec raison que lorsqu'il existe seulement deux cornet ethmoïdaux, le supérieur est appelé cornet de Morgagni. Lorsqu'il en existe trois, le plus supérieur est appelé le cornet de Santorini. Il est évident que ces deux dénominations correspondent à un seul et même cornet, le *cornet supérieur* de tous les auteurs.

Les orifices des cellules ethmoïdales postérieures se rencontrent constamment dans le méat supérieur, le plus souven[t] dans sa partie antérieure et lorsqu'il y a plusieurs étages dan[s] le plus inférieur. Il ressort des descriptions que nous venon[s] de donner des méats supérieur et moyen qu'il existe entr[e] eux une véritable analogie bien qu'en apparence ils semblen[t] très différents.

En effet, la bulle ethmoïdale étant considérée comme u[n] cornet divise le méat moyen en deux étages secondaires tou[t] comme le cornet supplémentaire que nous avons décrit dan[s] le méat supérieur. Au point de vue des cellules ethmoïdales nous nous sommes demandé si, comme pour le méat moye[n] et les cellules ethmoïdales antérieures, nous n'étions pas auto[-] risé à admettre deux et quelquefois trois groupes de cellule[s] postérieures correspondant à chacun des étages du méa[t] Cette disposition possible a priori des cellules ethmoïdale[s] postérieures correspondant à chaque étage du méat, nou[s] l'avons rencontrée deux fois, c'est-à-dire que tout en n'étan[t] pas hypothétique, elle est loin d'être constante. Le plu[s] souvent cependant, deux ou trois grandes cellules cons[-] tituant le groupe postérieur, viennent s'ouvrir uniquemen[t] dans la partie la plus inférieure du méat supérieur. Nou[s] croyons donc qu'il est inutile de distinguer deux groupes d[e] cellules postérieures puisque ces deux groupes n'ont rien d[e] constant.

De plus, cette division ne présente point ici le même intér[êt] que pour les cellules antérieures, attendu qu'au point de vu[e] pathologique elle ne donne pas lieu aux mêmes distinction[s]

B. — Rapports avec la cavité orbitaire

Les rapports des cellules ethmoïdales avec la cavité nasale nous permettent d'expliquer les infections totales ou partielles dont ces cellules peuvent devenir le siège. Les rapports de ces mêmes cellules avec les cavités orbitaires vont maintenant nous permettre de comprendre la possibilité des propagations d'infections cellulaires à l'organe de la vision.

Ils vont nous montrer qu'entre le nez et l'orbite la barrière est loin d'être infranchissable et que les cellules qui sont creusées dans son épaisseur constituent pour elle, au contraire, un véritable élément de faiblesse.

Pour bien montrer ces relations des cellules ethmoïdales et de l'orbite, nous avons d'abord pratiqué des coupes antéro-postérieures passant de 2 centimètres et demi à 3 centimètres en dehors de l'angle interne de l'œil. Cela fait, et après avoir débarrassé l'orbite de toutes ses parties molles, nous avons, à l'aide d'un ciseau très fin, effondré la partie interne de l'orbite de manière à ouvrir toutes les cellules ethmoïdales en respectant autant que possible les cloisons qui les séparent les unes des autres.

Nous donnons (fig. 2) un dessin reproduisant la préparation que nous avons obtenue par ce procédé chez un enfant de 10 ans environ. Il est une première remarque que nous tenons à faire c'est que, à l'état normal du côté de l'orbite toutes les cellules ethmoïdales sont fermées. Mais il est facile de se rendre compte combien cette occlusion est mince et délicate, il suffit de regarder en face du jour une cloison naso-orbitaire

R.   3 pour voir la transparence parfaite qui existe du côté de l'orbite au niveau des cavités intra-ethmoïdales. Sur l'os dépouillé de son périoste, c'est une mince lamelle osseuse que le moindre choc arrive à briser facilement.

Cette occlusion des cellules ethmoïdales du côté de l'orbite est faite d'abord par la lame papyracée ou os planum de l'ethmoïde qui en occupe la plus grande étendue. Elle est constituée également par tous les os du voisinage avec lesquels la lame papyracée se confond d'une manière plus ou moins intime. Ces os nous ne ferons que les signaler, car ils sont décrits par tous les anatomistes à propos de la paroi interne de l'orbite. En avant l'apophyse montante du maxillaire supérieur et l'unguis. En arrière la face externe du corps du sphénoïde, en haut le frontal, en bas le maxillaire supérieur. Remarquons pour ces deux derniers os que nous ne sommes plus sur la paroi interne de l'orbite proprement dite, mais que nous touchons à ce qu'on décrit sous le nom d'*angles supérieur et inférieur*.

Ce serait donc une erreur de croire que les cavités ethmoïdales sont nettement limitées par la *paroi interne de l'orbite*. Nous voyons qu'elles empiètent légèrement en haut comme en bas sur *les angles* correspondants à cette face.

Voyons maintenant ce que nous donne la préparation obtenue par l'effondrement de cette paroi interne ou ethmoïdale de l'orbite. En avant nous apercevons une première série de cellules, disposées les unes au-dessus des autres. Elles sont placées immédiatement derrière la gouttière nasale et nous voyons que pour les ouvrir nous devons effondrer une partie de l'unguis. Ces trois cellules correspondent au premier groupe des cellules antérieures que nous avons déjà décrit sous le nom de *groupe de l'infundibulum.*

Directement en arrière nous remarquons d'autres cellules également superposées qui siègent à peu près au niveau de l'union de l'unguis et de l'os planum. C'est le deuxième groupe des cellules ethmoïdales antérieures que nous avons appelé : *groupe de la bulle ethmoïdale.* En arrière nous remarquons des cavités plus considérables qui constituent le *groupe posté-rieur.* Nous faisons remarquer ici une disposition qui nous a paru presque constante et qui a une certaine importance, c'est que les deux grands groupes de *cellules anté-ieures* et *posté-rieures* sont délimités dans l'orbite par le trou orbitaire interne et antérieur.

Dans la plupart des cas, la ligne qui sert de limite à ces cellules part de ce point et se porte un peu obliquement en arrière ; dans d'autres cas elle est absolument verticale ; enfin on la trouve parfois très oblique en bas et en arrière.

C. — Rapports avec l'encéphale et les sinus

La même préparation nous permet de préciser les rapports des cellules ethmoïdales en *haut,* en *bas,* en *avant* et en *arrière.*

En haut, nous remarquons que la base du frontal sépare du cerveau (face inférieure du lobe frontal) les cellules les plus supérieures. Mais nous remarquons qu'ici les deux tables osseuses quoique minces et transparentes le sont beaucoup moins que celles de la lame papyracée. Elles offrent une certaine résistance et doivent s'opposer d'une manière plus efficace à la propagation des inflammations ethmoïdales aux méninges.

En bas, les cellules ethmoïdales les plus inférieures sont séparées du sinus maxillaire par une cloison généralement assez épaisse, en sorte que si parfois il y a coïncidence d'affection du sinus maxillaire et des cellules, on est autorisé à croire que ce n'est point par cette voie que s'est faite la propagation de l'affection. Nous en dirons autant pour les *cellules postérieures* qui sont séparées du sinus sphénoïdal par une cloison commune. Il est ici une remarque générale qu'il importe de faire, c'est que plus les cellules postérieures sont volumineuses et nombreuses, plus le sinus sphénoïdal est petit et réciproquement.

Ce fait démontre une fois de plus l'existence d'une véritable analogie entre ces diverses cavités de la face.

Du côté antérieur, le sinus frontal empiète lui aussi quelquefois sur le domaine des cellules antérieures, et il arrive alors que la *grande cavité ethmoïdale antérieure* décrite sous le nom d'*infundibulum* n'existe pas ou est réduite à de très petites dimensions.

Dans la plupart des cas, cependant, cette cellule aplatie transversalement s'étend sous la face interne de l'unguis et remonte jusqu'au-dessous du sinus frontal dont elle est séparée par un pont osseux souvent très dur et résistant.

(1) Au point de vue pathologique, il est également intéressant. Il nous montre qu'on peut pénétrer directement dans ce sinus en passant par les cellules ethmoïdales postérieures en arrière desquelles il se trouve placé.

Nous insistons sur ce dernier détail, car il a son importance. En effet il nous a été toujours très difficile, après avoir ouvert le sinus frontal par sa face antérieure, de briser cette barrière osseuse pour pénétrer dans les cellules ethmoïdales antérieures. Nous croyons donc que la méthode de choix pour pénétrer dans les cellules ethmoïdales antérieures n'est point celle qui consiste à ouvrir d'abord le sinus frontal par sa paroi antérieure pour descendre ensuite en bas et en arrière vers les cellules.

La voie n'est pas sûre et l'on court le risque de passer à travers la paroi postérieure du sinus qui conduirait directement dans le cerveau. Nous verrons plus loin le procédé opératoire qui nous semble le plus en rapport avec les données anatomiques que nous venons d'établir.

Et maintenant s'il nous est permis de tirer de l'étude de ces rapports des conclusions pratiques nous dirons que les cellules ethmoïdales creusées dans la partie supérieure de la paroi externe des fosses nasales sont toujours en communication plus ou moins directe avec ces cavités, communication qui va nous servir à comprendre bientôt les faits que nous allons exposer sur leur pathologie. Les rapports des cellules ethmoïdales avec l'orbite, leurs relations avec les autres sinus vont également nous donner la raison des nombreuses complications ou coïncidences morbides qu'on observe au cours des ethmoïdites suppurées ou non, aiguës ou chroniques.

Enfin le voisinage du cerveau et la possibilité de voir au cours d'une ethmoïdite survenir des lésions graves de l'encéphale ou des méninges légitiment pleinement l'importance qu'il convient d'accorder au traitement des affections que nous allons décrire.

III. — Structure et physiologie.

Nous serons bref sur les autres détails anatomiques touchant les cellules ethmoïdales. Ils sont exposés de main de maître dans l'ouvrage du professeur viennois Zuckerkandl et sont inséparables du reste des fosses nasales. Dans l'ouvrage précité, on trouvera sur le développement des fosses nasales et la formation des fentes ethmoïdales des détails aussi intéressants qu'utiles.

Au point de vue de la structure les cellules ethmoïdales sont formées de deux parties bien distinctes, une partie osseuse et une muqueuse.

a) La partie *osseuse* est constituée par des cloisons osseuses extrêmement minces formées uniquement de tissu compact.

b) Muqueuse. C'est la muqueuse pituitaire qui réfléchie au niveau des orifices de sortie des cellules vient tapisser la paroi interne des cellules ethmoïdales. C'est dans l'intérieur de ces cavités que cette muqueuse présente son maximum d'amincissement.

c) L'*épithélium* est pavimenteux à cellules cylindriques à cils vibratiles entremêlées de cellules caliciformes.

Les glandes existent dans les cellules ethmoïdales, mais elles sont beaucoup plus petites à cause de l'amincissement de la muqueuse. Le stroma de la muqueuse est ici très adhérent au périoste et ne présente rien de spécial.

Les cellules ethmoïdales ne font pas partie de la région olfactive. Les recherches de Schultze, Brunn et Zuckerkandl ont démontré que la partie sensorielle de la muqueuse ne descendait pas au-dessous du bord inférieur du cornet supérieur.

Les vaisseaux et les nerfs proviennent des mêmes sources que ceux du reste de la muqueuse nasale.

Au point de vue physiologique le rôle des cellules ethmoïdales, comme celui des sinus, n'a pas encore été bien déterminé.

Béclard pensait qu'elles servaient à l'olfaction.

Sappey et Tillaux disent qu'elles allègent la face.

Plus récemment le Dr Coüetoux, de Nantes (1), émet encore une nouvelle opinion. Pour lui, l'utilité vraie du sinus serait de maintenir les parois nasales dans leur situation normale. Ce résultat serait obtenu en étendant sur une grande surface la pression négative de l'inspiration.

(1) Essai d'une théorie des fonctions des sinus de la face des cellules ethmoïdales et de l'apophyse mastoïde, par le Dr L. COÜETOUX (de Nantes) (*Annales des mal. de l'or**...*, du larynx*, etc., mars 1891).

DEUXIÈME PARTIE

PATHOLOGIE

I. — Historique et division.

En 1892, Zuckerkandl écrivait : « L'empyème des cellules ethmoïdales semble très rare, je n'en ai vu qu'un seul cas et la littérature médicale n'en mentionne que peu d'exemples. »

De plus, sous le nom d'empyème le Pr Viennois semble comprendre toutes les affections de l'ethmoïde aussi bien les ethmoïdites suppurées que les kystes osseux ou les dégénérescences myxomateuses développées dans ces cellules.

Il suffit de parcourir aujourd'hui les journaux de rhinologie pour voir combien, depuis cette époque, se sont multipliées les observations de sinusites ethmoïdales.

Il nous semble également qu'il est utile de distinguer dans la description de la pathologie de ces cellules les affections ayant un caractère nettement infectieux de celles qui tiennent à une maladie générale : cancer, tuberculose, syphilis.

Le premier travail important entrepris sur les ethmoïdites proprement dites est celui de Grunwald (1). Dans une

(1) *Leçons sur les suppurations nasales avec considérations particulières sur les affections des sinus ethmoïdaux et sphénoïdaux*, par GRUNWALD (München und Leipzig. J.-F. Lehmann, 1893.

série de leçons l'auteur s'attache à démontrer l'importance des infections nasales dans l'étiologie des ethmoïdites ; puis il donne de ces dernières une classification et une description complètes à tous les points de vue. Ce mémoire a été le point de départ d'une foule de publications sur les affections de l'ethmoïde, publications qui ont donné lieu dans les différentes sociétés scientifiques à d'intéressantes discussions.

Hajek à la Société de médecine de Vienne en mai 1894 fait une importante communication sur l'importance des affections des cellules ethmoïdales.

En Amérique nous trouvons dans les comptes rendus des sociétés scientifiques les noms de Bosworth, Symonds, Greville Mac-Donald, Jansen.

En France Hieguet rapporte trois observations d'ethmoïdites. Lubet-Barbon et Martin ont montré l'importance qu'il convient d'attribuer à la rhinite atrophique dans l'étiologie des ethmoïdites. Luc et Ruault ont également publié sur la question que nous allons traiter d'intéressants travaux.

Nous avons surtout en vue, ici, la description des ethmoïdites aiguës et chroniques. C'est par elles que nous allons commencer cette étude de la pathologie des cellules ethmoïdales. Nous dirons ensuite un mot des autres affections dont ces cellules peuvent être le siège : kystes, épithéliums, syphilis, etc.

II. — Ethmoïdites.

A. — Étiologie

Les rapports anatomiques des cavités ethmoïdales avec les fosses nasales nous permettent de comprendre facilement combien facile est l'infection de ces cellules. Nous avons vu qu'elles s'ouvrent directement dans la grande cavité nasale par des orifices plus ou moins considérables. Ces orifices peuvent permettre l'entrée d'agents septiques d'autant plus facilement que quelques-uns d'entre eux sont directement en rapport avec le courant d'air de l'inspiration.

Les cellules postérieures, en particulier, s'ouvrent, nous l'avons vu, largement et directement dans le méat supérieur. Ce sont elles qui à priori, peuvent le plus facilement être infectées par les poussières de l'air ambiant.

Les cellules antérieures au contraire profondément cachées par le cornet moyen, ne sont pas directement en rapport avec le courant aérien. Ce courant est pour ainsi dire filtré par les différents replis de la muqueuse sur laquelle il passe avant de les atteindre. De plus, nous savons également que souvent les cellules antérieures ne s'ouvrent dans le méat moyen que par l'intermédiaire d'un canal quelquefois assez long : c'est encore là un moyen de protection contre l'infection extérieure.

Il est d'autres causes toutes naturelles des ethmoïdites, remontant également à la disposition anatomique des cellules, ce sont les rhinites. Toutes les inflammations de la muqueuse nasale, trouvent une voie de propagation facile vers les cavités de l'ethmoïde. Nous sommes même portés à croire que toute rhinite aiguë intense, s'accompagne d'ethmoïdite. En effet, n'est-ce pas la même muqueuse qui tapisse les cavités ethmoïdales et nasales? Et ces cavités ne sont-elles pas comme un diverticulum de la cavité nasale? Les infections de cette cavité se propageront donc aux cavités ethmoïdales, d'autant plus facilement que l'orifice de communication sera plus largement ouvert. Ce fait nous explique pourquoi les sinus sont relativement rarement atteints dans les cas de rhinites. En effet, pour les sinus frontaux et maxillaires, il existe une sorte de canal très long, quelquefois étroit et tortueux qui sert de limite à l'infection.

Quant au sinus sphénoïdal, il est placé très haut et très en arrière sur la paroi postérieure et cette situation le protège à son tour. Il n'en est pas de même des cellules ethmoïdales, elles sont enclavées de tous côtés par la muqueuse nasale, leurs parois pour plusieurs d'entre elles sont tapissées sur leur surface extérieure par la muqueuse nasale proprement dite, en sorte que la moindre altération de cette muqueuse peut retentir sur celle de la cellule dont elle n'est séparée que par une cloison osseuse extrêmement mince.

Outre les rhinites aiguës infectieuses nous signalons les rhinites chroniques et en particulier la rhinite atrophique. Celle-ci peut tout aussi bien et mieux même que la précédente déterminer l'infection des cellules. Dans un cas (obs. 1) nous avons trouvé au niveau de la bulle ethmoïdale une gouttelette de pus, où l'examen nous a permis de découvrir le bacille de Lowenberg et Marano. Bresgen a publié onze cas de rhinite atrophique et dans tous les cas il a trouvé, soit des affections des sinus maxillaires soit des affections de l'ethmoïde.

A côté des infections locales dont le détail relève plutôt de la rhinite il convient de signaler les causes générales.

D'après Bresgen (1) la rougeole, la scarlatine, l'influenza, toutes les maladies générales peuvent amener une suppuration ethmoïdale au même titre que les infections locales.

Tous les traumatismes (projectiles, coups d'épée, interventions maladroites dans le nez portant sur les cellules ethmoïdales) peuvent devenir le point de départ d'ethmoïdites.

Les rapports étiologiques des polypes du nez et des ethmoïdites ont donné lieu à discussion. Pour les uns, Casselberry (2) et Flatau (3) les polypes sont le plus souvent consécutifs aux ethmoïdites. Pour d'autres (Bosworth), c'est le contraire. En somme, nous retrouvons ici la même controverse que pour l'empyème de l'antre d'Highmore.

S'il est permis d'émettre une opinion personnelle, nous pensons que le plus souvent l'infection ethmoïdale est la première en date et que les polypes sont secondaires; mais dans ce cas on n'a plus affaire au gros myxome des fosses nasales, plus ou moins pédiculé seul ou accompagné de deux ou trois autres. On aperçoit une foule de petits polypes durs et absolument sessiles, implantés sur un point de la muqueuse, voisin d'un orifice ethmoïdal. C'est ce que nous avons observé chez le malade qui fait l'objet de l'observation II.

---

(1) *Sur les suppurations du nez et de ses annexes,* par M. BRESGEN (Francfort-sur-le-Mein).

(2) *Association laryngologique,* 16e Congrès, 30-31 mai, 1er juin 1891. Polypes du nez, leurs rapports avec l'ethmoïdite, par W. E. CASSELBERRY (de Chicago).

(3) FLATAU. *Société de laryngologie de Berlin,* 6 juin 1894.

De son côté Probsting (1) a observé un cas de suppuration d'origine traumatique des cellules ethmoïdales suivi de la production des polypes muqueux. Pour terminer les notions étiologiques relatives aux ethmoïdites, il nous reste un mot à dire de leur fréquence.

Au début de cet article nous avons cité la phrase de Zuckerkandl qui prétend que les ethmoïdites sont extrêmement rares. Cette rareté nous semble plus apparente que réelle. En effet, avant 1892, on ne pensait pas à cette affection. Très mal connues, au point de vue anatomique, les cellules ethmoïdales l'étaient encore moins au point de vue pathologique et toutes les fois que l'on observait un écoulement de pus par le nez, on ne pensait jamais à l'empyème des cellules ethmoïdales. D'ailleurs la symptomatologie et le diagnostic de cette affection sont entourés de nombreuses difficultés. Depuis le mémoire de Grunwald qui en deux ans n'aurait pas observé moins de 30 cas d'ethmoïdite, l'attention des rhinologistes a été attirée sur ce point de vue spécial de la pathologie des fosses nasales.

Beaucoup d'auteurs pensent aujourd'hui que les ethmoïdites sont plus fréquentes que les sinusites. Il y a d'ailleurs entre les sinusites et les ethmoïdites des relations étiologiques telles que souvent il y a coïncidence de ces deux affections. Dans les sinusites frontales les cellules ethmoïdales sont presque toujours prises; dans les sinusites sphénoïdales (2) ce sont les cellules postérieures.

Pour résumer ces notions étiologiques nous dirons que le

(1) *Association de laryngologie de l'Allemagne du Sud*, 14 mars 1891.
(2) FLATAU. *Société de laryngologie de Berlin*, 8 juin 1891.

plus souvent les ethmoïdes sont la conséquence des inflamma-tions aiguës ou chroniques de la muqueuse nasale. De plus on peut décrire au point de vue pathogénique de ces maladies deux formes distinctes d'infection : Ou bien il y a inoculation directe par les germes du dehors, on a alors une ethmoïdite directe ; ou bien il s'agit d'une infection par voie lymphatique. Dans ce dernier cas, de beaucoup le plus fréquent, à notre avis, l'ethmoïdite est secondaire soit à une infection nasale, soit à une maladie générale : rougeole, scarlatine, fièvre typhoïde, etc.

B. — Symptomatologie

Le tableau clinique des ethmoïdites est extrêmement difficile à faire car il est peu de symptômes qui lui soient absolument propres.

Pour mettre un peu d'ordre dans cet ensemble symptoma-tique il nous a paru bon d'établir des divisions qui souvent en clinique se présentent confondues en un même type. C'est ainsi que l'ethmoïdite aiguë par laquelle nous allons com-mencer cette description pourra devenir chronique et cette ethmoïdite chronique, à son tour après avoir été ouverte ou fermée, se compliquer de nécrose osseuse et donner lieu ainsi à la dernière forme d'ethmoïdite qui ne sera au fond qu'un stade plus avancé de la première.

1° *Ethmoïdite aiguë.*

Elle coïncide toujours avec le coryza aigu dont elle emprunte toute la symptomatologie.

Au début on observe le plus souvent une légère hyper-
thermie précédée ou non de frissons. Le malade se plaint en
outre de céphalalgie et d'enchifrènement plus ou moins pro-
noncés. Parfois il existe un léger état saburral de la langue
avec douleurs généralisées (courbatures). Peu à peu les signes
locaux augmentent, les éternûments sont fréquents, la respira-
tion nasale impossible, la voix très nettement nasonnée, l'ano-
rexie complète. En même temps on observe du côté des yeux
de l'injection des conjonctives et la pression des globes oculaires est douloureuse. Du côté des oreilles on note parfois
des bourdonnements et une légère surdité due à l'oblitération
des trompes.

Bientôt vers le deuxième ou le troisième jour s'établit une
sécrétion abondante de mucus opalin ou quelquefois blanchâtre et muco-purulent. Ce liquide qui s'écoule presque con-
tinuellement des fosses nasales irrite la région vestibulaire
et la lèvre supérieure et il en résulte souvent à ce niveau
l'apparition de vésicules eczémateuses accompagnées de gonflement, de rougeur, etc.

La rhinoscopie antérieure pratiquée à ce moment montre
une muqueuse nasale rouge, tuméfiée, des cornets très nettement hypertrophiés. Si pour mieux examiner les méats on a
soin de placer un tampon imbibé de cocaïne au vingtième ou
au trentième on aperçoit dans les parties les plus élevées des
méats des mucosités blanchâtres qui s'enlèvent facilement.

La rhinoscopie postérieure ne présente aucune particularité
intéressante. Elle est dans ces cas souvent difficile à pratiquer
à cause de l'impossibilité dans laquelle se trouve le malade

de respirer par le nez. Elle montre lorsqu'elle est possible les cornets moyens très développés et se présentant sous l'aspect de deux énormes bourrelets. Le reste de la muqueuse du naso-pharynx est également très hyperhémié.

L'orifice des trompes est sinon entièrement caché, au moins très rétréci par la saillie énorme de la muqueuse qui l'entoure.

Tous ces symptômes persistent pendant quatre ou cinq jours; au bout de ce temps ils s'amendent et cette rémission coïncide généralement avec une abondante sécrétion muco-purulente des deux narines. Enfin dans la plupart des cas, au bout de huit ou dix jours à partir du début de l'affection la maladie a totalement disparu et la guérison est complète.

Le tableau que nous venons de tracer n'a rien de spécial à l'ethmoïdite, c'est, comme on le voit, purement et simplement le tableau d'une rhinite aiguë qu'à dessein nous avons choisie intense.

Nous devons donc nous demander maintenant pourquoi dans ces cas de rhinite aiguë intense nous sommes en droit de diagnostiquer une ethmoïdite concomitante.

Nous nous appuierons d'abord sur les rapports anatomiques précédemment décrits des cellules ethmoïdales et des fosses nasales. Les cellules ethmoïdales ne sont pour ainsi dire que la prolongation des méats qui s'étendraient sans elles jusqu'à l'os planum de l'ethmoïde. Les cloisons qui séparent les cellules des fosses nasales ne constituent pas une barrière suffisante à la propagation de l'inflammation, car, d'une part nous savons combien elles sont minces; et d'autre part elles sont incomplètes puisqu'elles sont percées d'orifices de communication.

De plus, nous avons des raisons cliniques de croire à la participation des cellules ethmoïdales aux infections nasales intenses, c'est d'abord une céphalalgie très douloureuse. Tout le monde la connaît pour l'avoir éprouvée cette sensation de plénitude cérébrale considérable, cette céphalalgie violente que provoque un coryza infectieux aigu. Or nous ne pensons pas que la localisation de la rhinite aux fosses nasales seules puisse déterminer des signes généraux d'une telle force. En faveur de l'ethmoïdite nous remarquerons également la pression douloureuse des globes oculaires qui n'existe pas dans le coryza léger. Il est un troisième signe qui devra nous faire penser à l'ethmoïdite, c'est l'abondance de l'écoulement nasal et surtout la présence à l'examen rhinoscopique d'un véritable amas de mucosités dans l'angle des cornets ethmoïdaux et de la paroi externe.

Cette région profondément cachée, ne peut par elle-même donner naissance à une bien grande quantité de mucus, tandis qu'elle reçoit, se déversant à ce niveau, le contenu des cellules ethmoïdales qui lui correspondent. C'est donc le plus souvent à une ethmoïdite concomitante qu'est due dans le coryza aigu la présence de mucosités au-dessous des cornets supérieurs et moyens.

Enfin il est une dernière preuve que nous pouvons invoquer en faveur de notre opinion, c'est que le plus souvent l'ethmoïdite chronique succède à une ou plusieurs poussées de rhinite aiguë. Dans ces cas, assurément, il n'y a pas lieu d'admettre pour les cellules ethmoïdales une infection chronique d'emblée, mais il nous paraît plus logique de penser que la rhinite primitive a été accompagnée d'ethmoïdite aiguë. Celle-là est guérie tandis que la seconde est passée à l'état chronique.

En résumé : Céphalalgie très intense, pression des globes oculaires douloureuse, mucosités abondantes localisées au niveau de l'angle des méats.

Tels sont les principaux signes sur lesquels on devra s'appuyer pour faire au cours d'un coryza aigu le diagnostic d'ethmoïdite.

Souvent ce diagnostic est difficile, quelquefois même impossible. Mais il est bon néanmoins que le spécialiste ou le médecin soient prévenus de cette complication, qui est à notre avis beaucoup plus fréquente qu'on ne le croit généralement.

2° *Ethmoïdites chroniques (empyème ethmoïdal).*

L'empyème ethmoïdal présente de nombreuses variétés symptomatiques suivant que les cellules antérieures ou postérieures sont atteintes, suivant aussi que le pus s'écoule librement au dehors, ou est retenu au contraire dans l'une quelconque des cavités.

De là deux premières formes bien tranchées d'ethmoïdites chroniques : 1° l'empyème ethmoïdal ouvert ; 2° l'empyème ethmoïdal fermé.

Nous allons dérire les symptômes généraux de l'empyème ethmoïdal simple avec écoulement de pus par le nez (empyème ouvert de Grunwald). Nous passerons ensuite à l'étude de l'empyème ethmoïdal fermé pour décrire finalement en quelques mots les autres aspects symptomatiques que peut revêtir cette affection.

a) **Empyème ethmoïdal ouvert**. — Le premier de tous les symptômes, celui sur lequel le médecin est appelé à donner son avis, est l'écoulement du pus par le nez. Cet écoulement est en général unilatéral ; parfois très abondant, il tache en jaune vert le mouchoir du malade. Lorsque l'écoulement est bilatéral il ne faut pas se hâter de conclure à une double lésion. En effet, Grunwald fait remarquer à juste titre que le pus peut gagner le naso-pharynx et être ramené ensuite en avant par les deux narines au moment où le malade se mouche.

A côté de ce signe moitié subjectif, moitié objectif, puisqu'il peut être constaté à la fois par le médecin et par le malade, il en existe d'autres qui sont purement subjectifs.

En effet, presque toujours le malade se plaint de céphalalgie frontale violente. Cette céphalalgie est surtout marquée dans la région orbitaire du côté malade; elle est contenue et s'exagère la nuit au point d'empêcher le sommeil.

Les épistaxis sont rares, elles ne se produisent en général qu'au cours d'explorations plus ou moins longues, quand, à l'aide d'un stylet, on a cherché à pénétrer dans les cellules malades pour en faire le cathétérisme. Elles sont peu abondantes et par là même peu inquiétantes. En dehors de toute exploration nasale, on apprend parfois que le malade mouche de petits filets de sang. Il s'agit alors souvent de suppurations anciennes avec bourgeons charnus au niveau des orifices cellulaires.

Il peut aussi exister des troubles de l'intelligence : perte de mémoire, impossibilité complète de tout travail intellectuel.

Dans les cas où il y a des polypes dans les fosses nasales, on a des phénomènes nerveux réflexes d'une grande intensité (obs. III).

Nous avons noté dans un cas de véritables crises d'asthme avec angoisse précordiale et oppression considérable. Chez le même sujet, nous avons vu apparaître à la longue des idées noires (idées de suicide), et tout l'ensemble nerveux symptomatique d'une profonde neurasthénie.

La perte de l'odorat n'est point la règle dans les cas de suppurations ethmoïdales. Néanmoins, si l'affection se prolonge, si elle envahit tout le labyrinthe, on ne tarde pas à l'observer. Bien souvent, ce symptôme passe inaperçu du malade, car l'odorat étant conservé du côté opposé, il ne se rend pas compte de cette anomalie unilatérale.

Les signes objectifs de la suppuration des cellules ethmoïdales sont les plus importants, car c'est sur la plupart d'entre eux que se basera le diagnostic.

L'ozène ne se rencontre que dans les cas de carie osseuse de l'ethmoïde. Généralement, le pus qui s'écoule est sans odeur, excepté dans les cas où l'empyème ethmoïdal succède à une rhinite atrophique. Dans ces cas, le pus est nauséeux et contient en très grande abondance le rhino-bacille de Lowenberg. Il ne faut pas confondre l'ozène symptomatique d'une suppuration sinusienne avec la kakosmie qui consiste en une sensation de mauvaise odeur de la part du malade.

La kakosmie se rencontre dans un très grand nombre de rhinites, elle est rare dans l'ethmoïdite.

A la rhinoscopie antérieure, plusieurs cas peuvent se présenter. Les cornets inférieurs et moyens sont normaux et alors on aperçoit seulement dans la partie la plus supérieure du méat moyen une masse blanchâtre remplissant soit la gouttière de l'infundibulum, soit la gouttière de la bulle ethmoïdale. On sait combien cette dernière est profondément cachée par le cornet moyen; il faudra donc, pour l'explorer, avoir soin à l'aide d'un stylet d'agrandir l'entrée du méat en déplaçant autant que possible en dedans la paroi interne du cornet.

Le cornet moyen peut être hypertrophié, et alors la rhinoscopie antérieure ne donne rien ou presque rien. Il faut dans ces cas réduire les dimensions du cornet soit à l'aide du galvanocautère, soit par des applications de cocaïne pour arriver à explorer le méat.

Enfin, on peut, à la rhinoscopie antérieure, apercevoir des masses polypeuses plus ou moins nombreuses et plus ou moins volumineuses. Nous avons déjà dit ce que nous pensions des relations qui existent entre les polypes et les suppurations ethmoïdales. Au point de vue spécial qui nous occupe, nous répétons que la présence de petits polypes nombreux et sessiles à base d'implantation large est en faveur d'une suppuration chronique des cavités accessoires du nez.

Le plus souvent la rhinoscopie antérieure ne permet pas

d'apercevoir le méat supérieur et ne donne par conséquent aucun renseignement sur l'état des cellules ethmoïdales postérieures. Cependant dans les cas de rhinite atrophique on pourra voir non pas l'orifice des cellules postérieures, mais le méat dans lequel elles viennent s'ouvrir. Dès lors s'il y a suppuration, il sera facile de constater l'existence d'un magma purulent à ce niveau.

De même dans les cas de suppuration abondante de ces cellules, la face externe du cornet sera recouverte d'une fausse membrane blanchâtre formée de pus concrété. Enfin dans un cas, la rhinoscopie antérieure nous a permis d'explorer le méat supérieur, car ce méat était rempli de petits polypes qui avaient pour ainsi dire agrandi la fente olfactive. Ces polypes étaient dus à une suppuration ancienne des cellules postérieures

La rhinoscopie postérieure a surtout de l'importance au point de vue du diagnostic, elle permet de voir l'état du naso-pharynx et jusqu'à un certain point celui du sinus sphénoïdal.

On connaît l'importance que l'on a accordée dans ces dernières années à l'éclairage par transparence (méthode de Voltolini et Heryng) pour le diagnostic des suppurations sinusiennes. Ruault (1) a cherché à tirer parti de cette méthode pour l'empyème du labyrinthe ethmoïdal.

En étudiant les zones claires déterminées par la présence d'une lampe électrique intra-buccale, l'auteur en signale deux principales : l'une à surface losangique au niveau des os propres du nez, l'autre en forme de croissant au-dessous de

(1) RUAULT. Note sur un signe de la suppuration des cellules ethmoïdales. *Archives internationales de laryngologie*, janvier, février 1893

l'orbite : c'est cette dernière qui dans les cas de suppuration ethmoïdale serait opaque.

Dans un cas (obs. I) nous avons trouvé cette zone opaque au-dessous de l'orbite ; dans un autre cas (obs. III) elle n'existait pas. Chez ce dernier malade, c'est une ethmoïdite postérieure surtout que nous recherchions. Chez le premier au contraire nous avions trouvé une masse de pus sous le cornet moyen. Il s'agissait donc d'une ethmoïdite antérieure. Nous croyons donc être autorisés à dire que la méthode de l'éclairage par transparence telle que l'a comprise Ruault doit surtout s'appliquer aux ethmoïdites antérieures. L'anatomie nous apprend en effet que seules les cellules antérieures peuvent intercepter la lumière qui vient éclairer la zone sous-orbitaire. De plus, nous nous sommes demandé si dans les cas d'empyème du sinus maxillaire, ce moyen de diagnostic ne pouvait pas devenir une cause d'erreur. C'est qu'en effet, nous avons vu souvent dans les cas d'empyème de l'antre d'Highmore, la zone sous-orbitaire rester entièrement obscure.

Peut-être aurait-on de meilleurs résultats si à l'aide de lampes spéciales placées dans les fosses nasales, on éclairait directement les cellules ethmoïdales. La chose n'a pas été encore tentée et malgré tout notre désir il nous a été impossible de le faire.

Néanmoins, persuadé que nous sommes de l'efficacité de l'éclairage par transparence pour le diagnostic des autres sinusites, nous croyons que les ethmoïdites n'ont pas moins à attendre d'un procédé d'investigation qui a déjà rendu de grands services.

Il est un dernier symptôme sur lequel nous voulons attirer l'attention parce que nous le croyons, dans la plupart des cas, spécial aux ethmoïdites, surtout aux ethmoïdites antérieures.

Nous avons déjà parlé de la douleur spéciale accusée par les malades atteints d'ethmoïdite aiguë lorsqu'on exerce une pression un peu forte sur le globe de l'œil. Cette même douleur existe dans les cas d'ethmoïdites chroniques et elle est surtout marquée au niveau de l'angle interne de l'œil.

Ici ce n'est plus le globe oculaire qui est douloureux, c'est la pression sur l'unguis. Il faut pour l'obtenir appuyer le doigt entre le globe et la paroi interne de l'orbite. Dans tous les cas d'ethmoïdite que nous avons observés ce symptôme a été constant. Nous l'avons même rencontré dans un cas où nous soupçonnions surtout une ethmoïdite postérieure. Certains auteurs (Grunwald) signalent encore la douleur au niveau de la racine du nez, mais cette douleur peut se rencontrer aussi dans la sinusite frontale.

b) **Empyème ethmoïdal fermé.** — La symptomatologie que nous venons d'esquisser se rapporte d'une façon générale à toutes les ethmoïdites avec écoulement purulent dans le nez. Il existe des cas où le pus est totalement absent et alors l'examen rhinoscopique reste absolument négatif. L'orifice de communication de la ou des cellules malades est fermé et le pus s'accumule dans la cavité qui le contient. Dans ces formes latentes de suppurations ethmoïdales on n'observe au début que des signes fonctionnels dont la cause demeure le plus souvent inexpliquée : douleurs de tête, sensation de plénitude et de tension céphalique.

Après un temps plus ou moins long le tableau change : ou bien le pus se crée une voie dans les fosses nasales et alors on se trouve en présence de la forme ordinaire que nous avons décrite ; ou bien la barrière du côté des fosses nasales est infranchissable et alors le pus, après avoir détruit la paroi interne de l'orbite, vient, dans cette cavité où il s'accumule, déterminer un phlegmon orbitaire. Dans d'autres cas le périoste résiste, se laisse décoller et il se produit alors un véritable abcès par congestion qui vient faire saillie au niveau de l'angle interne de l'œil.

Cette forme d'ethmoïdite est assez fréquente, nous avons pu en recueillir plusieurs exemples. Elle s'accompagne de symptômes oculaires très marqués et qui peuvent permettre d'affirmer le diagnostic. Le plus souvent c'est une exophtalmie prononcée avec déviation du globe directement en dehors.

L'appareil de la vision n'est pas intéressé dans la pluralité des cas, cependant on conçoit très bien que la présence d'une poche purulente dans la cavité orbitaire puisse à la longue n'être pas sans danger pour le nerf optique.

En résumé nous pensons qu'on peut décrire deux formes bien tranchées d'ethmoïdite chronique. L'une, *ethmoïdite ouverte avec symptômes prédominants du côté du nez.* L'autre, *ethmoïdite latente avec prédominance des signes orbitaires.*

Beaucoup d'auteurs décrivent à part l'ethmoïdite avec nécrose de l'ethmoïde. Or la nécrose de l'ethmoïde constitue plutôt une forme anatomique qu'une variété clinique de l'affection qui nous occupe. Cette nécrose est la règle dans le cas où l'ethmoïdite latente se fait jour à travers l'os planum dans la cavité orbitaire ; elle peut d'autre part constituer le dernier stade de l'évolution de l'ethmoïdite ouverte. Ses symptômes d'ailleurs ne diffèrent pas de ceux que nous avons décrits pour les deux formes précédentes. Seule la fétidité du pus permet dans certains cas de la soupçonner lorsqu'il y a écoulement purulent du côté des fosses nasales.

c) **Autres formes d'empyème ethmoïdal**. — Il est des cas où les deux formes précédentes sont pour ainsi dire confondues pour donner lieu à une nouvelle variété symptomatique. Nous avons observé une femme qui présentait au niveau de l'angle interne de l'œil une tuméfaction de la grosseur d'une noisette ; cette tuméfaction était indépendante de l'appareil lacrymal. Elle était peu douloureuse et très nettement fluctuante. De plus, lorsqu'on la pressait un peu fortement, on arrivait à la faire disparaître. Son contenu qui était purulent se vidait dans les fosses nasales au niveau du méat moyen. Il s'agissait là sans nul doute d'une ethmoïdite des cellules des groupes antérieurs avec carie probable de l'unguis et oblitération imparfaite des orifices naturels de communication.

Dans d'autres cas l'examen rhinoscopique montre une fosse nasale remplie de pus et ce n'est qu'après un lavage des cavités nasales qu'on aperçoit les méats criblés de nombreux orifices purulents qui indiquent dans tout l'ethmoïde une suppuration abondante. Dans ces cas, on a comparé l'ethmoïde à une véritable éponge purulente car on trouve non seulement des orifices normaux de cellules agrandis, mais d'autres orifices accessoires produits par l'intensité de la suppuration et la carie osseuse.

La localisation de la suppuration peut donner lieu enfin à des variétés anatomiques qui correspondent à des types cliniques dont il importe de dire un mot. Nous avons décrit trois groupes principaux de cellules ethmoïdales ; chacun de ces groupes peut être atteint séparément et nous pourrions même dire dans chaque groupe, chaque cellule peut, indépendamment de sa voisine, devenir le siège d'une suppuration chronique.

Mais le diagnostic clinique de cette dernière variété est à coup sûr impossible. Ce qui est possible, ce qu'au moins on doit chercher à reconnaître c'est dans quel groupe se trouve le siège de la suppuration. Ici le diagnostic n'est possible que si le pus s'écoule au dehors. En effet, si on trouve la gouttière de l'infundibulum remplie de pus et que, pour d'autres raisons on ait lieu de soupçonner une ethmoïdite, on pensera à l'empyème du groupe le plus antérieur, à celui que nous avons appelé le groupe de l'infundibulum. Si au contraire le pus est situé plus haut dans la gouttière de la bulle ethmoïdale, on diagnostiquera un empyème de la bulle ou des cellules qui l'avoisinent.

Enfin si le méat inférieur est libre et que le pus semble venir du méat supérieur, il sera naturel de penser à la suppuration du groupe postérieur.

Ce que nous venons de dire du pus, peut également

s'appliquer aux bourgeons charnus et aux polypes qui sont si souvent le résultat des suppurations chroniques des cavités annexes du nez. Le siège de ces néoformations sera d'un grand secours pour affirmer le diagnostic.

Enfin, il est un moyen d'exploration que nous avons réservé jusqu'alors et qui nous semble fort utile : c'est le sondage à l'aide d'un stylet de la région où semble siéger la suppuration. « On sonde toujours trop peu », dit Grunvald. Et en effet, le stylet peut donner des renseignements précieux. Il peut montrer l'agrandissement de l'orifice d'une cellule malade ; il peut surtout en cas de carie osseuse permettre d'obtenir la sensation spéciale par laquelle on peut affirmer l'existence de cette carie. Il est à peine besoin d'ajouter que le stylet doit être dirigé avec la plus grande douceur, car l'effondrement facile des cloisons intercellulaires pourrait donner une fausse sensation de carie osseuse.

C. — Diagnostic

Il résulte de tout ce que nous venons de dire que le signe capital de l'empyème ethmoïdal ouvert est la présence du pus dans le nez et plus particulièrement dans les méats. Mais lorsqu'on trouve du pus dans le méat, est-on autorisé d'emblée à admettre une ethmoïdite ? Non, car nous savons que les orifices des autres cavités accessoires du nez viennent à ce niveau déverser leur contenu normal ou pathologique.

Dans la gouttière de l'infundibulum, par exemple, on rencontre les deux orifices qui appartiennent, l'un au sinus maxillaire, l'autre au sinus frontal. Il faudra donc commencer par s'assurer de l'état de ces cavités. Pour cela, il suffit de se rappeler les principaux symptômes des sinusites frontale et maxillaire. La présence d'une dent cariée, l'œdème de la joue, feront très justement penser à un empyème de l'antre d'Highmore. Au contraire, l'œdème sus-orbitaire ou palpébral, la douleur au niveau de la racine du nez feront plutôt admettre une suppuration du sinus frontal. Enfin, l'éclairage par transparence donnera dans tous les cas de précieuses indications. Quant au cathétérisme, il n'est, pensons-nous, qu'un moyen très infidèle de diagnostic, car souvent il est impossible et toujours très difficile. Par contre, la ponction exploratrice du sinus maxillaire est toujours possible et dans les cas difficiles c'est un moyen de renseignement qu'on ne devra pas négliger. En somme, la présence du pus dans le méat inférieur peut être symptomatique d'une suppuration du sinus frontal, du sinus maxillaire et des cellules ethmoïdales. Dans les cas simples, c'est par l'ensemble des autres symptômes propres à chacune de ces suppurations que l'on arrivera à faire un diagnostic précis.

Là où commencent les difficultés, c'est lorsqu'il y a coïncidence d'infection. Lorsque l'empyème ethmoïdal coïncide avec un empyème de l'antre d'Highmore ou du sinus frontal.

Dans ces cas, le diagnostic est souvent impossible et nous croyons, en ce qui regarde le sinus frontal, par exemple, que cette coïncidence est fréquente. Etant donnée la marche que suit l'infection pour arriver ou sinus, il nous semble difficile que l'une ou l'autre des cellules du groupe de l'infundibulum ne soit pas atteinte avant même que le sinus ne soit envahi.

Et d'ailleurs, il existe un grand nombre d'observations de sinusites frontales où l'on trouve notée la présence d'une suppuration des cellules ethmoïdales antérieures Ces faits sont très importants à noter, car ils justifient pleinement les méthodes opératoires nouvelles par lesquelles on traite l'empyème des sinus frontaux.

L'empyème de l'antre d'Highmore coïncide très rarement avec celui des cellules ethmoïdales. Malgré tout, lorsque cette coïncidence existe, nous manquons d'éléments certains pour la reconnaître. Ce n'est que, très tard, après le traitement de l'empyème maxillaire, par exemple, si la suppuration nasale persiste que l'on sera en droit de penser à une complication ethmoïdale.

Jusqu'ici, nous avons eu surtout en vue dans ce diagnostic différentiel l'empyème des cellules ethmoïdales (groupe de l'infundibulum).

L'empyème du groupe de la bulle ethmoïdale devrait être, à priori, plus facilement reconnaissable, car le siège de la suppuration se trouvera non pas au niveau de la gouttière de l'infundibulum, mais plus haut, dans la gouttière de la bulle ethmoïdale. Malheureusement, cette constatation clinique est, dans la plupart des cas, très difficile à faire à cause de la présence du cornet moyen qui cache totalement cette région.

Les mêmes difficultés renaissent quand, à l'examen rhinoscopique d'un malade qui se plaint de moucher du pus, on tombe sur une cavité nasale remplie de polypes. Il est impossible dans ces cas d'avoir un diagnostic ferme et la meilleure conduite à tenir est de commencer par enlever les polypes.

Lorsque la cavité est complètement libre, alors seulement on peut songer à rechercher la cause et le siège d'une suppuration chronique.

Le diagnostic de l'empyème des cellules postérieures est également entouré de nombreux obstacles. C'est qu'en effet, les cellules postérieures très haut situées dans la cavité nasale, sont difficiles à explorer. Ce n'est que lorsqu'on aperçoit la surface interne du cornet moyen recouverte d'une sorte de fausse membrane blanchâtre de pus concrété qu'on peut arriver à faire le diagnostic. Dans le méat supérieur vient aussi s'ouvrir le sinus sphénoïdal; mais on se souvient que l'orifice de ce sinus est situé tout à fait en arrière. Il est rare, par conséquent, que le pus qui se déverse de sa cavité, vienne jusque sur le cornet moyen. Le plus souvent il fuse sur la paroi postérieure du pharynx, retombe dans la gorge et alors c'est la rhinoscopie postérieure qui donne les meilleurs renseignements. De plus, on sait que l'empyème de ce sinus détermine une douleur sourde et profonde s'irradiant plutôt du côté du pharynx que du côté de l'orbite.

Enfin, tout en étant moins affirmatif, nous répéterons ici ce que nous avons déjà dit à propos des sinusites frontales à savoir, que dans beaucoup de cas l'empyème du sinus sphénoïdal entraîne ou plutôt est précédé de l'empyème des cellules ethmoïdales postérieures.

Dans ces cas de suppuration étendue de la partie supérieure du nez, le diagnostic des localisations est à peu près impossible. Nous pensons d'ailleurs qu'il importe peu au traitement, celui-ci devant rester le même, qu'il s'agisse d'ethmoïdite postérieure simple ou d'ethmoïdite compliquée de sinusite sphénoïdale.

Nous nous sommes, à dessein, étendu un peu longuement sur le diagnostic différentiel des suppurations ethmoïdales d'avec les suppurations des autres sinus avoisinants. Il nous reste encore à dire un mot du diagnostic différentiel avec les autres suppurations nasales.

Les polypes qui suivent si souvent la rhinite hypertrophique peuvent devenir la cause d'une rhinorrhée plus ou moins abondante. Cette rhinorrhée disparaît en général avec l'ablation des polypes. On trouve dans certains ouvrages sur la pathologie des fosses nasales un chapitre intitulé : « Rhinite caséeuse ». Or, si on cherche à savoir à quelle lésion exacte correspond cette rhinite caséeuse, on remarque que les auteurs manquent de précision. Il est fort probable qu'on a décrit sous ce nom les vieilles suppurations sinusiennes dont on ne connaissait pas encore bien l'existence.

Nous ne pensons pas qu'il soit utile de nous arrêter longtemps sur le diagnostic différentiel des ethmoïdites avec les autres suppurations nasales provenant soit de syphilis, soit de tuberculose. La syphilis avec son ozène et ses caries osseuses sera facilement reconnue. Quant à la tuberculose, elle donne lieu à un grand nombre de lésions encore mal étudiées et dont un petit nombre seulement détermine de là des suppurations.

Il est à peine besoin de signaler ce fait que la présence d'une tumeur intra-nasale quelconque, bénigne ou maligne, pourra donner lieu à une suppuration locale de la cavité où elle se rencontre. Il ne viendra donc pas à l'esprit dans ces cas, d'incriminer une ethmoïdite, à moins que la tumeur ne soit constituée par un ou plusieurs myxomes, lesquels peuvent se rencontrer secondairement à la suite des suppurations des cellules ou des sinus. Nous éliminerons également les suppurations produites par corps étrangers, car dans ces cas le diagnostic est en général facile.

Lorsqu'au cours de l'ethmoïdite avec rétention du pus ou carie de la lame papyracée, il se produit de petits abcès par congestion, nous avons dit que c'est au niveau de l'angle interne de l'œil que le plus souvent ces abcès venaient faire saillie ; il faudra donc les distinguer des dacryocystites. Ici l'imperméabilité du canal nasal, le larmoiement permettront de reconnaître aisément la tumeur lacrymale vraie. Lorsque celle-ci est réductible et se vide par pression dans les fosses nasales, on recherchera avec soin dans quel méat se fait l'écoulement de son contenu. S'il se produit dans le méat inférieur on dira dacryocystite ; s'il se produit dans le méat moyen on pourra affirmer l'ethmoïdite. Dans les cas compliqués le diagnostic ne pourra être fait qu'après l'ouverture de la tumeur, le stylet sera ici d'un grand secours ; il permettra de reconnaître s'il y a une carie osseuse, laquelle appartient surtout à l'ethmoïdite.

D. — Marche. Durée. Terminaison

La marche de l'ethmoïdite chronique suppurée est très variable suivant que l'affection est traitée ou ne l'est pas, suivant aussi sa localisation. La maladie persiste le plus souvent des années (30 ans, cas de Nicolaï) (1), soit que le malade néglige de se faire soigner, soit que le médecin n'emploie pour le traiter que des moyens palliatifs qui restent inefficaces. La maladie peut guérir seule ; mais il ne faut pas oublier que dans sa longue évolution on peut voir surgir des complications qui mettent la vie du malade en danger. Bosworth (2) a rapporté un cas d'ethmoïdite suppurée suivie d'invasion du sinus sphénoïdal, d'abcès du cerveau et de mort. Chaters Symonds (3) en a publié également 2 observations.

C'est dire que cette suppuration chronique du nez est un danger perpétuel, une menace de mort pour celui qui en est porteur. Nous signalerons encore, outre les abcès du cerveau, la thrombose des sinus, la méningite dont l'issue est tout aussi redoutable.

À côté de ces complications, il en est de moins grandes mais aussi plus fréquentes. Les abcès et phlegmons orbitaires sont souvent dus à des suppurations ethmoïdales méconnues ou mal traitées. Les abcès de la face, de la bouche, reconnaissent souvent les mêmes causes. Enfin toutes les complications orbitaires décrites par le professeur Panas au cours des sinusites, peuvent se retrouver dans les ethmoïdites (4).

Ces complications peuvent ne pas entraîner la mort, mais

(1) *Journal de l'institut Nicolaï.* Anno II, 1895, n° 3.

(2) BOSWORTH. *Association américaine laryngologique.* 12e congrès tenu à Rochester, juillet 1895.

(3) CHATERS SYMONDS. Congrès annuel de l'association médicale britannique. *Brit. med. Journ.*, 1894, p. 1157, 1353, 1475.

(4) Signalons à ce sujet l'intéressante revue de notre excellent collègue et ami M. LAURENS, dans la *Gazette des hôpitaux* du 7 septembre 1895, sur les « Relations des maladies du nez et de ses annexes avec les maladies des yeux ».

elles sont néanmoins fort redoutables, puisque quelques-unes d'entre elles peuvent compromettre entièrement l'organe de la vision. Comme conclusion de ce qui précède, nous dirons que le pronostic de l'empyème des cellules ethmoïdales doit être toujours réservé, surtout si on se trouve en présence d'une affection ancienne ayant déterminé la nécrose de l'ethmoïde et ayant transformé le labyrinthe ethmoïdal en une vaste cavité purulente.

E. — TRAITEMENT

Le traitement de l'ethmoïdite aiguë relève du traitement du coryza, nous ne nous en occuperons pas ici.

La conduite du médecin ou du spécialiste en présence d'une suppuration ethmoïdale est d'autant plus difficile à préciser qu'il règne encore sur ce sujet une certaine confusion dans la science. Les uns, qui deviennent de plus en plus rares, conseillent simplement les lavages antiseptiques ou les insufflations de poudres diverses. Les autres sont partisans de l'intervention, et ces derniers sont encore rarement d'accord lorsqu'il s'agit de préciser le genre d'opération qu'il importe de tenter. Pendant longtemps la voie nasale a été la seule à laquelle on ait songé, puis en présence des difficultés qu'on y rencontre, de plus hardis opérateurs n'ont pas hésité à porter leurs efforts sur la paroi orbitaire interne pour aborder les cellules ethmoïdales.

Il est un fait sur lequel tout le monde est d'accord, c'est qu'il importe d'empêcher l'accumulation de pus dans la cavité qui le sécrète et qu'il faut par tous les moyens possibles favoriser son écoulement au dehors.

Nous ajouterons que si, en effet, les suppurations chroniques des cellules ethmoïdales sont si longues à guérir, c'est que, les conditions dans lesquelles guérissent la plupart des abcès, à savoir l'accolement des parois et la désinfection sont ici impossibles à réaliser. D'une part, on se trouve en présence d'une poche à parois rigides, puisqu'elles sont constituées par de minces lamelles osseuses, et d'autre part la pénétration dans cette poche des liquides modificateurs est extrêmement difficile. Les divers agents de la suppuration semblent donc devoir trouver réunies là toutes les conditions favorables à leur développement.

Le devoir du médecin paraît alors tout indiqué : Débarrasser d'abord les cavités des micro-organismes qui y pullulent; enlever les parties malades de manière à rendre aux tissus voisins leur vitalité première; se conduire en un mot comme dans la plupart des abcès des autres régions. Ici le traitement médical seul, c'est-à-dire les injections antiseptiques dans le nez, ne donnera pas de résultat. Le plus souvent en effet, le liquide de l'injection passe dans les fosses nasales sans pénétrer dans les cavités annexes. Il ne peut donc en rien modifier une suppuration qu'il n'atteindra même pas.

Le traitement chirurgical est le seul qui convienne à la cure radicale des suppurations ethmoïdales. Voyons en quoi il consiste :

Nous avons déjà dit que dans les cas de polypes muqueux ou d'hypertrophie des cornets coïncidant avec une suppuration nasale, la première chose à faire était d'enlever les polypes et de traiter l'hypertrophie. Ce sont là des opérations préliminaires sur lesquelles nous ne croyons pas devoir insister.

La première opération sanglante qui ait été dirigée contre l'ethmoïdite est la résection du cornet moyen. Casselberry (de Chicago) disait en 1894 au Congrès de l'association laryngologique américaine que depuis 1891 il pratiquait cette petite opération toutes les fois qu'il avait l'occasion de soupçonner une ethmoïdite et en particulier toutes les fois qu'il enlevait des polypes du nez.

Pour cet auteur, c'est là une opération inoffensive et qui mériterait même d'être inscrite comme le traitement prophylactique des ethmoïdites.

Flatau (1) conseille aussi dans les cas de suppuration nasale la résection du cornet moyen, car il a pu guérir ainsi plusieurs cas de suppurations ethmoïdales.

Katgenstein (2) est aussi partisan de la résection du cornet moyen, car de cette manière on draine les cavités des divers sinus. Il est bien évident que à priori cette opération est incomplète, elle constitue plutôt une demi-intervention. Cependant, dans divers cas elle a rendu de très grands services. Les auteurs précités auraient même obtenu par elle des guérisons complètes. Pour ces raisons, nous ne croyons pas devoir la rejeter et nous la croyons indiquée pour tous les cas de suppurations récentes où les modifications de la muqueuse intra-ethmoïdale sont encore peu avancées.

Mais pour être efficace il ne faut pas oublier qu'elle devra

---

(1) FLATAU. *Société de laryngologie de Berlin*, 6, 8 juin 1894.

(2) KATGENSTEIN. *Société de médecine d'Elberfeld*, in *Mercredi médical*, 6 juillet 1894.

être suivie de lavages fréquents et répétés des cavités nasales à l'aide de solutions antiseptiques. Nous la croyons indiquée également toutes les fois qu'en présence d'une suppuration profonde du méat moyen, le diagnostic est hésitant entre un empyème des cellules du groupe de l'infundibulum et un empyème de la bulle ethmoïdale. Dans ces cas, la mise à nu de la bulle et des gouttières qui la limitent peut être d'un grand secours pour reconnaître le siège de la suppuration.

Dans les cas d'ethmoïdites anciennes avec fongosités et carie étendue de l'ethmoïde la résection du cornet serait à coup sûr insuffisante pour amener la guérison. Il faut alors avoir recours au curettage des parties malades.

Grunwald (1) a le premier établi les règles du curettage intra-nasal des cellules ethmoïdales. L'opération est difficile à cause de l'hémorrhagie et de la profondeur à laquelle on manœuvre la curette.

Baumgarten (2) est néanmoins partisan de l'intervention par la voie nasale. Klingel (3) pense que par cette voie le curettage est toujours insuffisant. Enfin Nicolaï (4) est un chaud partisan de l'intervention par la voie nasale qui lui aurait donné de meilleurs succès que la voie orbitaire.

Si maintenant nous cherchons à nous rendre compte de la valeur de cette méthode opératoire, nous voyons que la critique est facile. De l'aveu même de Grunwald qui l'a si

(1) GRUNWALD. *Loco citato.*

(2) BAUMGARTEN. Sur les suppurations des cellules ethmoïdales. *Wien. Klin.*, 13 octobre 1891.

(3) KLINGEL. *Société médicale d'Elberfeld*, in *Mercredi médical*, 4 juill. 1891.

(4) NICOLAÏ. *Loco citato.*

bien décrite, elle est d'une exécution peu pratique, elle nécessite plusieurs séances et peut même rester incomplète. En effet, l'exiguïté du champ opératoire, le défaut d'éclairage, l'abondance du sang, viennent entraver la conduite de cette opération. La curette se manœuvre difficilement dans les profondeurs de la cavité nasale, et la main qui la dirige ainsi à l'aveugle doit craindre les échappées dangereuses du côté de l'orbite ou du côté du crâne.

Est-ce à dire que le curettage intra-nasal ne soit jamais possible ni jamais indiqué ? Nous ne le pensons pas. Et les cas où nous le croyons indiqué sont justement ceux où il est d'exécution facile et d'une innocuité parfaite. Lorsqu'après avoir enlevé le cornet moyen on apercevra dans la gouttière de la bulle une traînée blanchâtre de pus indiquant un empyème de cette cellule et du groupe qui l'entoure ; lorsque pour d'autres raisons déjà indiquées on aura tout lieu de croire à une suppuration limitée de cette région, nous pensons que la méthode de choix est l'intervention intra-nasale. En effet, la bulle ethmoïdale fait largement saillie dans le méat moyen, elle s'y présente sous la forme d'une tuméfaction quelquefois considérable qui offre à l'atteinte de la curette une surface très étendue. On n'aura dans ces cas aucune peine à effondrer cette voussure pour en curetter la cavité et l'opération n'offrira aucun danger. Cet empyème limité de la bulle ethmoïdale est la vraie indication de l'intervention du curettage cellulaire par voie nasale. Dans tous les autres cas, à savoir : *a)* dans les suppurations totales de l'ethmoïde ; *b)* dans les empyèmes localisés des groupes antérieurs et postérieurs ; *c*) Dans les suppurations latentes avec nécroses de l'os planum ou de l'anguis, on donnera la préférence à la méthode par voie orbitaire. Cette méthode préconisée par Gruening, Goris de Bruxelles, Stewart et Raoult de Nancy a donné jusqu'à présent d'excellents résultats. Gruening lui reconnaît les avantages suivants : 1° possibilité d'une inspection et exploration plus directe des cavités ethmoïdales ; 2° plus de facilité pour enlever végétations, polypes, os cariés ; 3° meilleures chances d'assurer le drainage par contre-ouverture.

Son seul inconvénient est la présence d'une cicatrice au niveau de l'angle externe de l'œil ; mais de l'avis des auteurs qui ont pratiqué avec succès cette opération, la cicatrice est à peine visible et ne défigure pas. Voici maintenant les détails de la technique opératoire.

1° Large incision partant de l'angle supéro-interne de l'orbite, suivant le rebord orbitaire et descendant jusqu'au niveau de l'angle inféro-interne : cette incision doit être profonde et arriver jusqu'au périoste.

2° Décollement du périoste en dedans des voies lacrymales qui sont déjetées au dehors, — mise à nu de l'unguis — désinsertion du muscle de Horner et enfin décollement plus ou moins étendu suivant qu'il sera nécessaire, du périoste de la lame papyracée.

3° Quand ce décollement est terminé on place un écarteur de Farabeuf qui recline doucement en dehors le contenu orbitaire.

4° On prend alors une petite curette et on effondre très facilement la lame papyracée au niveau des cellules malades.

Il faut avoir soin d'agrandir largement cette ouverture en dirigeant la curette en bas et en dedans jusque dans les fosses nasales. Certains auteurs conseillent même de tamponner avant l'opération, l'orifice postérieur de la fosse nasale, pour éviter l'écoulement du sang dans le naso-pharynx.

5° Enfin l'opération se terminera par un drainage intra-nasal et orbitaire de la plaie et suture de l'incision.

Toutes les cellules ethmoïdales peuvent être atteintes et curettées par le procédé que nous venons d'indiquer. C'est ainsi que lorsque l'intervention devra plus spécialement porter sur les cellules postérieures on prendra comme point de repère le trou orbitaire antérieur.

On sait qu'une ligne partant de ce point et se portant un peu obliquement en bas et en arrière vers la paroi interne de l'orbite marque la limite des deux groupes de cellules anté-rieures et postérieures. En avant de cette ligne on tombera dans les cellules antérieures et le méat moyen. En arrière de cette ligne la curette pénètrera dans les cellules postérieures et le méat supérieur. Et si une fois dans les cellules posté-rieures on pousse l'instrument directement en arrière il arrive dans le sinus sphénoïdal. On peut alors curetter et gratter ce sinus de la même façon que les cellules qui le précèdent. Nous ne voulons point dire que toutes les sinusites sphénoïdales doivent être opérées par voie orbitaire ; mais nous pensons qu'en cas de coïncidence d'ethmoïdite et de sinusite sphénoï-dale la meilleure opération à faire contre cette double affection est le grattage de ces cavités par la méthode que nous venons de décrire.

Et d'ailleurs il en est de même des sinusites frontales. Jansen (1), qui déjà en 1893 déclarait que dans huit cas de sinusites frontales il avait toutes les fois rencontré des suppurations de cellules ethmoïdales, s'était préoccupé de trouver un procédé opératoire permettant d'atteindre à la fois le sinus et les cellules. Il indiquait comme incision de choix, l'incision sur le rebord orbitaire permettant d'arriver sur les cellules antérieures de l'ethmoïde et dans le sinus frontal qu'il abordait par sa base.

Plus récemment Luc (2) rapporte trois observations de sinusites frontales traitées par le procédé de Jansen avec cette différence que le rhinologiste français cherche à supprimer complètement la paroi antérieure du sinus. Mais du côté de l'ethmoïde la conduite est la même et les deux auteurs que nous venons de citer n'hésitent pas à déclarer qu'il importe dans le traitement des sinusites frontales, de créer une large voie de communication avec les fosses nasales.

Or la création de cette voie n'est possible qu'en effondrant les cellules antérieures qui sont groupées autour du canal fronto-nasal. Nous nous permettrons à ce sujet de citer deux des conclusions de la revue du Dr Luc, car elles viennent à l'appui de tout ce que nous avons dit sur le traitement des ethmoïdites.

« 1° L'ouverture des cellules ethmoïdales est incertaine et dangereuse quand elle est pratiquée de bas en haut à travers

<hr>

(1) JANSEN. Sur la trépanation des cavités accessoires du nez dans les suppurations chroniques. *Arch. Laryng. und Rhinolog.* Bd. I, 2, Heft 93.

(2) LUC. Contribution à l'étude des suppurations du sinus frontal et en particulier de son traitement chirurgical. *Arch. Intern. Laryng. Rhino. Otol.*, n° 4, 1891, p. 186.

les cavités nasales, au moyen d'instruments qui menacent à la fois l'intérieur du crâne et le contenu de l'orbite.

2° Dans tous les cas l'ouverture du sinus frontal doit être suivie de celle des cellules ethmoïdales et du même coup de la création d'une large brèche de communication entre le foyer fronto-ethmoïdal et la fosse nasale correspondante ».

En résumé l'intervention par la voie orbitaire constitue le traitement par excellence non seulement des ethmoïdites chroniques mais encore des ethmoïdites compliquées de sinusite frontale ou sphénoïdale.

III. — Autres affections du labyrinthe ethmoïdal.

L'ethmoïdite que nous venons de décrire constitue l'affection la plus fréquente des cellules ethmoïdales. Il nous reste à signaler d'autres variétés plus rares d'ethmoïdite tenant soit au développement de tumeurs bénignes ou malignes au niveau de ces organes, soit à la localisation de maladies générales telles que la syphilis et la tuberculose.

A. — Tumeurs bénignes. — La variété la plus fréquente, celle dont on rencontre dans la science plusieurs exemples est le kyste osseux développé dans l'intérieur des cellules. Zuckerkandl en rapporte un très beau cas avec dessin de la pièce dans son anatomie normale et pathologique des fosses nasales.

Bayer (1) relate aussi l'observation complète d'un kyste osseux multiloculaire développé au niveau du cornet moyen.

(1) BAYER. Thèse de Paris 1885.

L'affection est caractérisée au point de vue anatomique par une tumeur plus ou moins volumineuse à tendance progressivement envahissante par destruction des minces cloisons intercellulaires qui la limitent en dehors. C'est suivant le mot de Zuckerkandl l'ectasie ethmoïdale.

Le contenu du kyste est le plus souvent un liquide muqueux non purulent.

Symptomatiquement, on se trouve en présence d'une tuméfaction non douloureuse faisant saillie à l'intérieur de la cavité nasale. Cette saillie qui fait pour ainsi dire corps avec la paroi externe rejette en dedans le cornet moyen, remplit plus ou moins la cavité nasale au point de l'oblitérer parfois entièrement.

Le meilleur moyen, d'après Zuckerkandl, de faire le diagnostic de cette affection serait de pratiquer une ponction exploratrice au centre même de la tumeur.

Il y a quelques jours à peine, nous avons observé, dans le service de M. le professeur Pinard un nouveau-né qui présentait au niveau de l'angle interne de l'œil gauche, une tuméfaction du volume d'une noix environ. Cette tuméfaction était dure, tendue, fluctuante et même transparente. A la pression, elle demeurait irréductible. Étant donnés l'âge de l'enfant et le siège de la tuméfaction, on pense tout naturellement à une hernie des méninges à travers la lame criblée et les cellules ethmoïdales antérieures avec encéphalocèle probable. L'ablation de cette tumeur fut pratiquée le 23 décembre, par M. le D' Kirmisson.

L'ouverture de la tumeur laissa s'écouler un liquide séro-sanguinolent et, après cet écoulement, il fut impossible de percevoir aucune trace de communication de la poche avec l'encéphale. L'affection semblait purement et simplement développée aux dépens des cellules ethmoïdales antérieures. Ce qui donne encore plus de vraisemblance à cette hypothèse, c'est que, dans le fond, sur le côté de la plaie après l'ablation du kyste, M. le Dr Kirmisson a très nettement perçu avec le doigt une deuxième cavité kystique plus profondément cachée sur le côté de l'ethmoïde.

Pour éviter les dangers d'une opération sanglante trop prolongée chez un sujet aussi faible, on n'a pas cru devoir enlever cette deuxième tumeur d'ailleurs beaucoup plus petite que la première.

L'examen histologique de la tumeur enlevée n'a pu être fait avant la publication de ce travail, mais nous sommes très portés à croire qu'il s'agit d'un kyste congénital développé dans les cellules ethmoïdales antérieures. Ce cas extrèmement intéressant complète heureusement l'histoire des kystes des cellules ethmoïdales. Il montre que non seulement l'affection peut se développer à l'intérieur du côté des fosses nasales, mais encore à l'extérieur, du côté de l'orbite et en particulier, au niveau de l'angle interne de l'œil. Dans ces cas, il est facile de comprendre combien le diagnostic doit être entouré de difficultés et rester malgré tout toujours incertain.

Le pronostic de ces tumeurs kystiques de l'ethmoïde n'est pas grave en général. Elles ne donnent lieu à des phénomènes inquiétants que lorsque leur développement acquiert des proportions considérables. Signalons enfin, comme complication possible du kyste, la suppuration. Ollier de Lyon en a rapporté un cas que nous résumons plus loin.

Le traitement consiste dans l'excision aussi complète que possible de la poche. Dans le cas où la tumeur proémine dans les fosses nasales, il sera facile de l'atteindre par cette voie.

Au contraire, lorsque comme dans le cas de M. Kirmisson, elle sera très apparente au dehors, il est bien évident que c'est la voie externe ou voie orbitaire qui sera indiquée.

Il en serait de même si la tumeur développée du côté de la lame papyracée faisait saillie dans l'orbite et menaçait le globe de l'œil.

B. — Tumeurs malignes. — Le sarcome ou l'épithélium peuvent avoir pour point de départ des cellules ethmoïdales. Il n'existe dans la science que fort peu d'exemples de tumeurs malignes développées au niveau de ces cellules.

M. le professeur Panas en a observé tout récemment un très beau cas. La tumeur avait pour point de départ les cellules ethmoïdales ; après avoir détruit entièrement le labyrinthe elle avait poussé trois gros prolongements : l'un dans l'orbite, l'autre dans les fosses nasales, le troisième enfin dans la cavité crânienne. Le développement de ces trois prolongements avait donné lieu à une triade symptomatique oculaire, nasale et cérébrale extrêmement intéressante. Il doit en être ainsi dans la plupart des cas. Au début la tumeur évolue insidieusement et c'est seulement lorsqu'elle a acquis assez de volume pour intéresser soit le nez, soit l'orbite, soit le cerveau qu'elle peut être soupçonnée et reconnue.

On pense alors à un épithélioma oculaire ou franchement

nasal et c'est l'autopsie seule qui permet de reconnaître le point de départ véritable de la tumeur.

Lorsque se pose pour ces sortes de tumeurs la question de l'intervention il est le plus souvent trop tard pour espérer de faire une ablation radicale et complète.

C. — Tuberculose et syphilis. — Nous n'avons pas trouvé d'observation de localisation exclusive de la tuberculose ou de la syphilis sur les cellules ethmoïdales. Dans tous les cas où ces cellules ont été envahies, il s'agissait de tuberculose ou de syphilis localisée primitivement aux fosses nasales. Ainsi dans l'observation XIII due au D' Dunn, on voit que la malade avait eu d'abord une destruction de la voûte palatine et que sa syphilis avait successivement détruit la cloison et les os du nez avant de gagner les celluls ethmoïdales.

La localisation de la syphilis ou de la tuberculose au niveau des cellules ethmoïdales peut donner lieu à la même symptomatologie que l'ethmoïdite chronique. La tuberculose donnera des caries osseuses avec trajet fistuleux et suppuration abondante.

La syphilis amènera des pertes de substances énormes avec nécroses osseuses, d'autant plus faciles que les cloisons intercellulaires sont plus fragiles et plus minces.

Cette dernière question de la syphilis ethmoïdale se rattache à cette variété d'affections spécifiques que M. le professeur Fournier a si bien décrites sous le nom d'*ostéïtes naso-crâniennes* (1).

(1) Des ostéïtes naso-crâniennes d'origine syphilitique. Leçon de M. le professeur FOURNIER, recueillie par le D' BARTHÉLEMY, *Annales des maladies du larynx et des oreilles*, 1881, t. VII, p. 13 et 73.

Dans cette remarquable leçon, le savant professeur de Saint-Louis rapporte des cas de destruction complète du sphénoïde et de l'ethmoïde. Il montre les nombreux dangers que présente l'ostéite syphilitique des fosses nasales quand elle se localise vers leur partie supérieure au voisinage du cerveau. Enfin il décrit avec détails les différentes formes que revêtent le plus souvent les complications cérébrales qui se produisent au cours de l'ostéite naso-crânienne.

OBSERVATIONS

OBSERVATION 1 (Personnelle). — *Rhinite atrophique. Suppuration des cellules ethmoïdales antérieures.*

Mme C..., 55 ans, se présente à la Clinique du Dr Castex le 24 septembre 1895.

Rien de spécial à noter dans les antécédents de cette dame.

Il est impossible de savoir à quelle date remonte son affection nasale. La malade nous apprend seulement qu'il y a trois ans environ, elle a été prise de larmoiement et qu'elle est soignée depuis ce temps pour une dacryocystite double. Dans la note que nous apporte cette malade qui vient de la Clinique du Dr Abadie, nous relevons en effet le diagnostic suivant : Dacryocystite chronique avec rétrécissement du canal nasal et dilatation du sac lacrymal avec suppuration.

A l'examen, 24 septembre, nous remarquons d'abord que l'expiration nasale ne présente pas d'odeur spéciale.

La rhinoscopie antérieure nous montre du côté gauche une atrophie considérable du cornet inférieur qui est réduit à une simple bandelette muqueuse antéro-postérieure.

Le cornet moyen paraît normal et le méat moyen très largement ouvert laisse apercevoir très bien la gouttière de l'infundibulum.

Toute cette région du méat moyen est recouverte d'une couche blanchâtre de pus concrété.

Nous avons soin, à l'aide d'un tampon, de débarrasser, autant que possible le méat moyen de cette masse purulente et au bout de quelques instants, nous voyons apparaître une gouttelette d'un blanc laiteux dans la partie la plus supérieure du méat entre la bulbe et le cornet.

Le côté droit présente aussi de la rhinite atrophique, mais sans suppuration.

La rhinoscopie postérieure reste négative.

Les signes fonctionnels présentés par cette malade sont peu intenses; elle ne s'est pas aperçue de son affection et c'est parce que l'oculiste lui a conseillé de faire examiner ses fosses nasales qu'elle est venue nous trouver.

Elle a cependant par moment des douleurs lancinantes dans la tête, principalement du côté malade.

La pression au niveau de l'unguis est très manifestement douloureuse.

L'écoulement purulent est peu abondant; la malade ne s'en est pas aperçue.

En présence de cette suppuration nasale, nous avons pratiqué immédiatement l'éclairage par transparence et nous avons constaté une légère zone obscure au-dessous de l'œil correspondant.

Après le premier examen, on prescrit à la malade des injections antiseptiques nasales et on lui dit de revenir dans les huit jours.

Le 1er octobre, le méat moyen ne présente plus de masses blanchâtres de pus concrété, mais on trouve toujours dans l'angle supérieur la gouttelette blanche qui indique à ce niveau une suppuration chronique. A l'aide d'un stylet préalablement désinfecté, nous recueillons une petite partie de ce pus et nous faisons des ensemencements sur gélose et sur bouillon. Nous cherchons ensuite à pénétrer aussi profondément que possible, mais notre stylet est arrêté et nous n'avons pas la sensation de carie osseuse.

L'examen ultérieur des cultures a été fait par notre collègue et ami, M. Morel qui a trouvé des préparations à peu près pures du bacille de Lövenberg et Marano.

Nous avons donc pensé ici à une ethmoïdite légère, localisée probablement au niveau de la bulbe ethmoïdale survenue au cours d'une rhinite atrophique en voie d'évolution.

La malade n'est pas revenue à la Clinique.

OBSERVATION II (Personnelle). — *Suppuration chronique des cellules ethmoïdales antérieures.*

Mme O..., 24 ans, vient à la Clinique du Dr Castex le 25 octobre. Rien à noter dans les antécédents héréditaires ou personnels de cette malade.

Sa maladie actuelle remonte à deux ans.

Vers le mois de juillet 1893, la malade est atteinte d'une périostite alvéolo-dentaire ayant pour point de départ, une carie de l'une des incisives supérieures gauches. Cette périostite extrêmement intense, avec fièvre, céphalalgie est au bout de deux ou trois jours accompagnée d'un gonflement énorme de la joue gauche. Vers le cinquième ou le sixième jour après le début, on voit le gonflement général disparaître, mais il reste sur le côté gauche du nez et vers sa partie moyenne, une tuméfaction fluctuante. L'incision de la tumeur donne issue à une assez grande quantité de pus. A ce moment, le malade n'éprouve aucune gêne et ne remarque rien du côté du nez. L'abcès de la partie latérale du nez, malgré des lavages fréquents et des pansements à la gaze iodoformée ne guérit pas; il reste un trajet fistuleux.

Peu de temps après, la malade s'aperçoit qu'elle mouche du pus; en même temps apparaît un gonflement énorme de la région sus-orbitaire gauche et de la racine du nez.

La céphalalgie est intense et empêche la malade de travailler.

Il n'existe pas de larmoiement, les voies lacrymales paraissent absolument saines.

Le 14 septembre 1893, c'est-à-dire trois mois environ après le début de l'affection, on trépane le sinus frontal par sa face antérieure et on gratte à la curette toute sa cavité. Le sinus aurait été trouvé plein de pus, au dire de la malade.

Le sinus n'est pas drainé par le nez, mais à l'extérieur. Cette intervention est suivie d'une grande amélioration : le gonflement péri-orbitaire et la céphalalgie disparaissent. Néanmoins l'écoulement du pus par le nez continue quoique moins abondant. La plaie de l'incision frontale se referme peu à peu, mais devient à son tour fistuleuse, en sorte que la malade présentait une double fistule : l'une, vers la partie moyenne du nez, résultant du premier abcès qui s'était produit à ce niveau ; l'autre au point où l'on avait pratiqué la trépanation du sinus frontal.

En novembre 1893, noveau grattage qui a pour résultat d'amener comme précédemment une diminution de la suppuration nasale, mais non de la tarir entièrement. Néanmoins le premier trajet fistuleux se referme entièrement, mais le supérieur persiste et le stylet qui le sonde n'arrive jamais jusque dans les fosses nasales.

En mars 1894, survient un érysipèle de la face, qui augmente encore la suppuration et nécessite au cours de ce même mois un troisième grattage. Cette intervention faite dans les mêmes conditions que la précédente, n'a pas de meilleur résultat.

En juillet 1895, quatrième intervention encore suivie d'insuccès, puisque la malade vient à la Clinique nous demander conseil pour la suppuration nasale persistante dont elle est atteinte.

À l'examen nous remarquons d'abord vers la partie latérale gauche de la région moyenne du nez, une cicatrice intacte ; plus haut, au niveau du sinus frontal une autre cicatrice plus difforme avec léger enfoncement des tissus et trajet fistuleux. Entre les deux cicatrices, exactement au niveau de l'angle interne de l'œil, une tuméfaction du volume d'une grosse noisette.

Au niveau de cette tuméfaction, la peau n'est pas rouge et la pression sur cette petite tumeur n'est pas douloureuse. Il n'existe pas de larmoiement et la malade n'éprouve pas une gêne bien considérable de son affection.

A la rhinoscopie antérieure, on trouve une déviation de la cloison à gauche qui gêne légèrement l'exploration. Malgré cela, on aperçoit le cornet inférieur normal, le cornet supérieur légèrement atrophié et déchiqueté, et enfin un méat moyen rempli de masses blanchâtres de pus desséché. Après nettoyage de ce méat, on voit au niveau de la gouttière de l'infundibulum, un orifice qui semble faire suite à un trajet osseux se dirigeant directement en haut.

L'exploration de ce trajet, à l'aide du stylet, permet de sentir très nettement la dénudation des os, qui constituent à ce niveau les cellules ethmoïdales.

Enfin, si l'on a soin de presser sur la tumeur en même temps que l'on regarde dans le nez, on remarque que cette pression détermine à la fois la diminution du volume de la tumeur et un écoulement de pus par le méat moyen.

La rhinoscopie postérieure ne donne rien de spécial.

L'éclairage par transparence n'a pas été fait.

En présence de ces divers symptômes, nous croyons pouvoir conclure chez cette malade à une ethmoïdite de toutes les cellules antérieures (groupe de la bulle ethmoïdale et groupe de l'infundibulum) ayant succédé à une sinusite frontale ou l'ayant précédée.

OBSERVATION III (Personnelle). — *Polypes récidivants de la narine gauche. Suppuration chronique des cellules ethmoïdales postérieures.*

M. X..., photographe, 45 ans.

Rien de particulier dans les antécédents héréditaires ou personnels de ce malade ; ni syphilis, ni tuberculose, ni rhumatisme.

Le malade se présente à la clinique du D⁰ Castex, en août 1893.

A cette date, le malade se plaint d'une céphalalgie légère avec obstruction nasale datant de plusieurs mois.

Il raconte que depuis deux ans environ, il est sujet à des crises de coryza aigu, qu'il n'a pas songé à se soigner, mais que depuis

environ trois mois, il a parfois, pendant la nuit, des crises d'étouffement. De plus, depuis cette date, la narine gauche est complètement obstruée.

A la rhinoscopie antérieure, le côté gauche est rempli de petits
polypes paraissant implantés au-dessus du cornet moyen ; quelques-uns de ces polypes plus volumineux descendent jusque dans
le méat inférieur qu'ils obstruent complètement.

Du côté droit, les polypes sont moins nombreux et l'obstruction
est incomplète.

On commence des séances d'extraction à l'anse froide.

Après cinq ou six séances, la narine droite est entièrement libre,
la narine gauche seule contient encore des masses polypeuses très
haut situées et très difficilement accessibles.

Pendant deux ans, le malade vient ainsi à la Clinique toutes les
trois semaines, ou tous les mois. Les détails de son observation
n'ont pas été pris ; mais voici ce qui se passait chez lui.

Nous avons dit que ce malade était sujet à des crises d'asthme.
Or après une séance d'extraction de polype ou de cautérisation, il
éprouvait un réel soulagement. Les crises d'asthme diminuaient
beaucoup de fréquence et d'intensité, ce qui nous faisait supposer
que nous avions bien affaire à de l'asthme d'origine nasale. Cette
amélioration persistait seulement pendant huit ou dix jours ; au
bout de ce temps, les crises apparaissaient plus intenses et plus
graves qu'auparavant. Au milieu de la nuit, le malade était pris
d'étouffement, de suffocation ; il se levait, se promenait, ouvrait la
fenêtre : bref, il ne dormait pas une heure.

Il revenait alors nous voir, en nous disant : « Je crois que mes
polypes repoussent ; il faut que vous me les enleviez, car je souffre
horriblement ». Et à l'examen, on remarquait toujours, dans la
partie la plus supérieure de la narine gauche, seulement une petite
masse d'un gris perlé, avec ulcération des parties voisines, et un
peu de suppuration. Les injections, les cautérisations, les extrac-

tions à l'anse froide ont été employées tour à tour pour le guérir.

Au mois de juin 1895, la situation locale est à peu près pareille : petites masses grisâtres avec bourgeons charnus saignant facilement et remplissant le méat supérieur gauche ; un peu d'écoulement purulent par le nez, rien dans le méat moyen, rien dans le méat inférieur, rien enfin dans la narine droite. L'éclairage par transparence du sinus reste négatif : la rhinoscopie antérieure reste aussi sans résultat.

L'état général du malade est beaucoup plus grave, les crises d'asthme sont plus fréquentes ; le malade se plaint d'une céphalalgie violente et continue. Nous constatons de l'amaigrissement, des idées de suicide, en un mot, tous les signes d'une neurasthénie profonde.

En présence de cette suppuration persistante de la narine gauche, de ces récidives continuelles de productions polypeuses au niveau du méat supérieur, de cette céphalalgie qui va en augmentant, M. le Dr Castex pense à une suppuration chronique des cellules ethmoïdales postérieures. Le curettage de ces cellules paraissait ici nettement indiqué. Le malade a refusé de se soumettre à l'opération que nous lui proposions et nous l'avons depuis complètement perdu de vue.

Observation IV. — Due à l'obligeance de M. le Dr Brun, chirurgien des hôpitaux.

Le nommé L...., âgé de 10 ans, est conduit à la consultation de M. Brun, à l'hôpital des Enfants-Malades, pour une fistule de l'angle interne de l'œil gauche.

Antécédents. — Père atteint de bronchite chronique. Mère bien portante, un frère tuberculeux. Dans son enfance a eu de la polyadénite strumeuse.

Histoire de la maladie actuelle. — A 4 ans, tuméfaction au niveau de l'angle interne de l'œil gauche. Vers l'âge de 6 ou 7 ans, incision de la tumeur sous chloroforme.

En juin 1894, entre à l'hôpital des Enfants-Malades.

A ce moment, tuméfaction de la grosseur d'un gros pois ulcéré et donnant issue à un pus épais.

De temps à autre, élancements et céphalée au niveau de la moitié gauche du front.

En septembre 1894, M. Brun fait une large incision au niveau de la tuméfaction. La plaie, sondée à l'aide d'un stylet, lui permet de reconnaître un trajet fistuleux allant très loin dans l'orbite en suivant la paroi interne.

Injections de glycérine iodoformée dans le trajet.

Le 16 mars 1895. La plaie semble guérie, mais il reste au niveau de l'angle interne de l'œil un petit trajet fistuleux et une pression un peu forte au niveau de l'œil qui fait sourdre une gouttelette d'un liquide séreux.

M. Brun pense à une carie de l'os planum ou de l'unguis et se propose de faire un curettage de toutes les parties malades avec drainage du côté des fosses nasales.

Observation V. — *Empyème des cellules ethmoïdales antérieures accompagné de nécrose de la paroi osseuse de la fosse nasale et de fistule interne. Curettage. Guérison, par* Raoult *(de Nancy). Société française d'otologie, de laryngologie et de rhinologie. 10e Réunion, 30 avril au 2 mai 1894. (Résumé).*

Il s'agit d'une fillette âgée de 8 ans, qui se présente le 11 septembre 1892 pour une fistule de l'angle interne de l'œil gauche. La maladie est survenue à la suite d'une scarlatine, six mois auparavant, sous la forme d'un abcès de l'angle interne de l'œil gauche. Cet abcès, pris pour une dacryocystite (il y avait larmoiement), a été ouvert par le Dr Rohmer.

L'orifice est resté fistuleux.

L'exploration au stylet montre que cette fistule s'étend très loin et de plus, la malade ayant du pus dans son méat moyen, l'auteur pense à un empyème des cellules ethmoïdales ou du sinus sphénoïdal.

Le 2 octobre, incision au niveau de la fistule. Curettage simple du trajet fistuleux.

Le 10 novembre, au moment où la plaie semblait guérie, nouvel abcès.

Le 20, nouvelle intervention.

Cette fois, l'incision antérieure étant très étendue, la curette peut pénétrer jusque dans les fosses nasales et ouvrir de ce côté une large voie à l'écoulement du pus. Drainage par la narine et la plaie. Élimination par les fosses nasales de nombreux petits séquestres. Guérison totale vers le 7 mars de l'année suivante.

OBSERVATION VI. — *Cas d'empyème des cellules de l'ethmoïde, opération par l'orbite. Guérison rapide, par* GRUENING. *New-York, Eye and Ear Infirm. Reports, janvier 1895, vol. VIII, 1re part.*

Enfant de 14 ans. Depuis deux ans, cet enfant porte une tumeur à l'angle interne de l'œil gauche. Cette tumeur a le volume d'une noisette ; elle est molle et élastique en avant, dure en arrière.

Sur la partie postérieure, une forte pression permet de sentir un bruit de parchemin. Exophtalmie légère et rétrécissement de la fente palpébrale. L'intérieur de l'œil est normal ainsi que la vision. Jamais de céphalalgie.

Cornets moyens normaux. Odorat bon. Ni fétidité, ni écoulement purulent du côté du nez.

Le 18 avril, anesthésie par l'éther. La partie molle est ponctionnée ; on aspire le pus. Ouverture au bistouri de la tumeur.

Évacuation d'une demi-once environ de pus crémeux et inodore.

La cavité est irriguée sans que le liquide pénètre dans le nez. Cela fait, on effondre avec une sonde conique les cellules ethmoïdales et on pénètre dans la cavité nasale. La solution qui sert à l'irrigation (permanganate de potasse à 1 p. 500) passe alors par le nez. Suture et drainage avec une mèche de gaze iodoformée.

Traitement ultérieur. Irrigations quotidiennes avec le permanganate de potasse. La plaie est fermée au bout de trois semaines.

OBSERVATION VII. — *Abcès de l'orbite par nécrose de l'os unguis et de l'os planum, par le D' Cu. Goms (de Bruxelles). Revue internationale de rhinologie, otologie et laryngologie, 25 octobre 1894.*

Il s'agit d'une dame de 42 ans, sans antécédents héréditaires, mère de trois enfants parfaitement bien portants.

Cette dame fut opérée, il y a 16 ans, de polypes de la narine droite ; l'extraction fut faite avec la pince ; il y eut presque immédiatement récidive ; mais après une nouvelle extraction, la guérison fut complète.

Il y a deux ans et demi, la malade ressentit de la douleur à l'angle supéro-interne de l'orbite droit : il s'y montra du gonflement ; l'œil se dévia vers la droite et subit un léger degré d'exophtalmie. La peau rougit et une certaine quantité de pus se fraya un passage à l'extérieur ; puis tout rentra dans l'ordre.

Au mois de février 1893, l'abcès se reproduisit et la suppuration s'établit d'une façon à peu près continue, c'est-à-dire que le pus s'accumulait assez rapidement et puis tout à coup, surprenant la malade, s'écoulait en abondance sur la face. C'est pour se débarrasser de cette incommodité très ennuyeuse que cette patiente vint me trouver le 21 novembre 1893.

Voici ce que je constatai :

Examen. — A l'angle supéro-interne de l'orbite droit, existe une petite rougeur de la peau au centre de laquelle se trouve une croûtelle bouchant un orifice fistuleux, dans lequel je puis engager un stylet jusqu'au fond de l'orbite ; la paroi interne donne la sensation d'un os dénudé ; il s'écoule quelques gouttes de pus de la fistule.

L'œil est, comme je l'ai dit ci-dessus, dévié en avant et en dehors.

A l'intérieur du nez, je constate une simple hypertrophie, mais considérable du cornet moyen ; pas de pus ni de polypes dans le méat moyen.

Opération. — Le 29 novembre, j'opérai la malade avec l'aide de MM. les Drs Geens et Bruylants, de Tirlemont. J'excisai l'orifice fistuleux de façon à avoir une ouverture capable d'admettre le petit doigt. Un flot de pus vint inonder le champ opératoire; la curette introduite racla et enleva les portions d'os malades (presque toute la paroi interne de l'orbite) et fit communiquer largement les cavités orbitaire et nasale.

L'abcès allait jusqu'au fond de la cavité orbitaire dont je curettai les autres parois, en y mettant toutefois beaucoup de délicatesse pour la paroi interne, formée par le globule oculaire et les muscles. Je badigeonnai ensuite toute la cavité avec une solution de chlorure de zinc au 1/10 et tamponnai bien à fond avec de la gaze iodoformée. Les pansements consécutifs consistèrent en injections de glycérine iodoformée et tamponnements avec de la gaze également iodoformée.

Un mois après l'opération, toute la cavité était parfaitement cicatrisée; l'exophtalmie a disparu et en ce moment, la malade se porte à merveille.

OBSERVATION VIII. — *Suppuration des cellules ethmoïdales, par le Dr STEWART W. R. H. Société de laryngologie de Londres, 10 janvier 1894, Revue int. de rhinologie, otologie, laryngologie, p. 41, 1894.*

Il s'agit d'une femme mariée, qui fut adressée à Stewart, à Great Northern Hospital, par son collègue M. Morton, avec les notes suivantes :

Fièvre scarlatine vingt ans auparavant. Pendant la convalescence, il se forma un gros abcès dans le coin de l'œil droit, et il y eut un peu de surdité. L'abcès creva et il y eut écoulement des deux oreilles. Pas d'autre affection de l'œil pendant dix ans, mais la patiente souffrait parfois de graves céphalalgies. Un jour étant dehors, elle ressentit subitement une douleur très vive qui dura huit jours, pendant lesquels elle ne put ni dormir, ni se coucher et perdit connaissance par moments. Elle consulta un oculiste qui lui dit qu'elle avait une tumeur au fond de l'œil. Il incisa une masse dure dans le coin de l'œil et il en sortit beaucoup de liquide.

Dix-huit mois après, l'œil était de nouveau très douloureux et une nouvelle incision fut pratiquée sans amener de soulagement. La céphalée était très grave et la tumeur fut incisée une troisième fois.

Depuis, il y a neuf ans, la céphalalgie a été presque intolérable, durant parfois de quelques heures à deux ou trois jours. L'enflure du front et de la tempe augmentait toujours beaucoup pendant la douleur. Il y a cinq ans, à la suite de l'emploi d'une lotion très chaude, il y eut un fort écoulement dans la gorge, qui a toujours continué depuis.

Pendant les derniers mois, la masse du coin de l'œil a augmenté de volume, l'œil même est plus proéminent, les accès douloureux sont plus fréquents et affectent parfois les dents à tel point que la patiente ne peut pas mordre. Les parties semblent engourdies quand elles ne sont pas douloureuses.

Quand la patiente se présenta, il y a trois ans, l'œil était repoussé en dehors et en bas et il y avait une tumeur arrondie à l'angle intérieur et supérieur de l'orbite; les canalicules avaient été ouverts et il en sortait un léger écoulement.

La rhinoscopie montre une grosse tumeur dure, tendue, occupant la place du cornet moyen droit. Rien dans le naso-pharynx. Après anesthésie, la tumeur du cornet fut ponctionnée avec un trocart; l'introduction du petit doigt dans la narine détermina un craquement et le doigt pénétra dans l'orbite.

Stewart fit alors une large incision dans le coin interne et supérieur de l'orbite, trouva une grande masse d'os nécrosé et l'orbite plein de pus épais qui repoussait le globe de l'œil. Le pus avait aussi creusé une cavité dans la direction du sinus frontal où pouvait entrer le bout du petit doigt. L'os nécrosé fut enlevé, le pus et les débris expulsés par un lavage minutieux avec une solution tiède d'acide borique. Un grand tube de drainage fut introduit dans la narine et passé à travers la plaie. La patiente se rétablit très bien et aujourd'hui, trois ans après l'opération, le nez est resté libre. Il y a pourtant une légère hyperesthésie autour de l'orbite et récemment des fragments osseux ont été expulsés. Sir W. Bowmann a vu le cas avec M. Morton avant M. Stewart et a diagnostiqué une suppuration des cellules postérieures de l'ethmoïde.

OBSERVATION IX. — *Kyste suppuré du sinus ethmoïdal. Ostéotomie bilatérale du nez. Ablation. Guérison,* par OLLIER. *Lyon méd.,* 3 mars 1889.

Jeune homme de 16 ans. Malade depuis des années.

Exophtalmie de l'œil gauche. Tuméfaction de la paupière supérieure et élargissement de la base du nez avec saillie et hypertrophie des os et de l'apophyse montante.

Le pus sort d'un drain placé à l'angle interne de l'œil.

Ollier détache le nez, puis l'abaisse. Il trouve un kyste purulent remplissant le sinus ethmoïdal avec des prolongements dans les sinus frontaux et sphénoïdaux.

Résection de l'unguis et de la branche montante du maxillaire.

Une large voie est ouverte au pus ; le nez est suturé.

Guérison au bout de deux mois.

OBSERVATION X. — *Destruction complète du contenu des cavités nasales, consécutive à la syphilis*, par le D' J. DUNN. *N.-Y. Med. Journ.*, 20 janvier 1894.

Il s'agit d'une malade âgée de 23 ans.

A 20 ans, la nécrose qui avait d'abord commencé par la voûte palatine, gagne les os du nez et détruit successivement la cloison, les parois du sinus, l'ethmoïde.

A l'examen, les fosses nasales ne forment plus qu'une vaste et unique cavité se continuant sur les côtés avec les sinus maxillaires et en haut avec la place des cellules ethmoïdales. Il n'y a pas trace de cornets. Le sens de l'odorat est détruit.

Pas de renseignements sur le traitement suivi.

OBSERVATION XI. — *Inflammation catarrhale des sinus ethmoïdaux et attaques fréquentes de rhinite*, par C. RICE. *Arch. of pediatrie*, juin 1894, p. 516.

Fillette de 9 ans, s'enrhumant facilement et fréquemment.

Nez. — Écoulement muqueux d'abord, puis muco-purulent.

Pharynx et naso-pharynx normaux.

Muqueuse pituitaire un peu tuméfiée, liquide muco-purulent descendant des régions supérieures et passant sur les cornets moyens. Cet écoulement vient soit des sinus maxillaires, soit des sinus ethmoïdaux.

L'éclairage par transparence ne donne rien ou presque rien du côté du sinus.

La bilatéralité de l'affection est, d'après l'auteur, un argument contre la sinusite maxillaire.

Traitement. — Lavages antiseptiques soigneux et insufflation de poudres astringentes et antiseptiques.

OBSERVATION XII. — *Empyème du sinus frontal avec complications. — Mort. Autopsie, par le Dr* JAMES NICHOLS. *Manhattan eye and ear hosp. reports, janvier 1894.*

Femme de 20 ans. Depuis trois ans, céphalalgie et obstruction nasale. Bientôt deux abcès qui s'ouvrirent spontanément à peu près au milieu de la paupière supérieure, au-dessous du sourcil de chaque côté. Il resta deux fistules. Les globes oculaires étaient placés en avant, en bas et en dehors.

Examen. — Grand nombre de polypes dans le nez.

Traitement. — Ablation des polypes. Mort de la malade par pneumonie.

AUTOPSIE. — Paroi orbitaire du sinus détruite. Les cellules ethmoïdales et l'orbite ne forment qu'une cavité. L'ouverture du sinus du côté du nez était obstruée par des polypes.

CONCLUSIONS

Anatomie.

I. — Les cellules ethmoïdales sont, au même titre que les divers sinus de la face, de véritables dépendances des fosses nasales. Elles présentent dans leur forme, leurs dimensions et leur nombre de fréquentes variétés.

II. — On peut les diviser en trois groupes :
Deux antérieurs ;
Un postérieur.

III. — Le premier groupe est constitué par un ensemble de cellules qui sont plus spécialement en rapport avec le sinus frontal et qui viennent s'ouvrir dans la gouttière de l'infundibulum.

IV. — Le deuxième groupe ou groupe de la bulle ethmoïdale est situé directement en arrière du précédent : ses cellules viennent s'ouvrir dans la partie la plus élevée du méat moyen (gouttière de la bulle ethmoïdale).

V. — L'ouverture des deux groupes précédents se fait dans le méat moyen, par l'intermédiaire d'un canal plus ou moins allongé.

VI. — Le troisième groupe ou groupe postérieur est constitué par des cellules en général plus volumineuses s'ouvrant directement et largement dans le méat supérieur.

VII. — Lorsqu'il existe plusieurs étages dans le méat supérieur, les orifices des cellules se trouvent le plus souvent vers la partie antérieure de l'étage le plus inférieur. Quelquefois on rencontre un orifice dans l'étage moyen lorsqu'il y a trois étages, ou dans le supérieur lorsqu'il ne s'en trouve que deux.

VIII. — Les cellules ethmoïdales postérieures sont plus spécialement en connexion avec le sinus sphénoïdal.

IX. — Toutes les cellules ethmoïdales sont formées à côté de l'orbite par une mince cloison osseuse, la lame papyracée (os planum) et l'unguis dont l'effondrement est extrêmement facile.

X. — Au point de vue de leur structure les cellules ethmoïdales ne présentent rien de spécial : elles sont tapissées par une muqueuse qui est un peu plus mince que celle qui se trouve dans les méats, mais qui est aussi pourvue de petites glandes en grappe et de cellules caliciformes.

Pathologie.

I. — La pathologie des cellules ethmoïdales comprend :

1° Les inflammations aiguës ou chroniques de ces cellules ;

2° Les tumeurs bénignes ou malignes développées dans leur intérieur ;

3° Les localisations d'affections générales telles que syphilis et tuberculose.

II. — L'inflammation aiguë des cellules ethmoïdales s'observe le plus souvent au cours du coryza aigu et emprunte toute la symptomatologie de cette affection.

III. — L'inflammation chronique ou l'empyème des cellules ethmoïdales succède le plus souvent à une affection aiguë ou chronique du nez : elle est presque toujours de nature infectieuse.

IV. — L'empyème ethmoïdal admet deux formes cliniques principales suivant qu'il y a rétention, ou au contraire écoulement du pus par le nez.

Dans le premier cas il s'agit d'un *empyème ethmoïdal fermé ou latent*.

Dans le second on a un *empyème ethmoïdal ouvert*.

V. — A côté de ces deux formes principales il y a des variétés tenant soit à l'étendue des lésions, soit à la localisation de la suppuration dans l'un quelconque des groupes que nous avons décrits.

VI. — Très souvent l'empyème des cellules ethmoïdales coïncide avec l'empyème d'autres sinus.

La sinusite frontale coïncide avec l'ethmoïdite antérieure.

La sinusite sphénoïdale avec l'ethmoïdite postérieure.

VII. — Les complications des ethmoïdites sont quelquefois mortelles (méningites, abcès du cerveau, thrombose des sinus).

Du côté de l'orbite l'organe de la vision est aussi constamment menacé par la présence d'une suppuration ethmoïdale.

VIII. — Le traitement médical est insuffisant.

Le traitement chirurgical comprend :

     1° Résection du cornet moyen ;

     2° Curettage par la voie nasale ;

     3° Curettage par la voie orbitaire.

De ces opérations, aucune ne doit être rejetée, à priori car elles ont toutes leurs indications spéciales ; néanmoins, c'est le curettage par la voie orbitaire qui permet le plus souvent de réaliser la cure radicale et complète de l'ethmoïdite chronique suppurée.

INDEX BIBLIOGRAPHIQUE

Fournier. — Des ostéites naso-crâniennes d'origine syphilitique. Leçons recueillies par le Dr BARTHÉLEMY, chef de clinique. *Annales des maladies du larynx*, etc. mars et mai 1881.

L. Bayer. — *Des kystes osseux de la cavité nasale.* Paris, 1885.

Woakes. — L'ethmoïdite nécrosante dans ses rapports avec les polypes nasaux. *Brit. Med. Journ.*, 4 avril 1885, 12 mars 1892 et 10 juin 1893.

Schæffer. — Du diagnostic et du traitement des affections des cavités accessoires du nez, le sinus maxillaire excepté. *Deuts. Med. - Woch.*, n° 41, 9 oct. 1890.

L. Couetoux (de Nantes). — Essai d'une théorie des fonctions des sinus de la face, des cellules de l'ethmoïde et de l'apophyse mastoïde. *Ann. des mal. de l'oreille, du larynx*, etc., mars 1891.

Polignani et de Vincentis. — Le mucocèle des sinus frontaux et des cellules ethmoïdales. *Acad. royale de méd. et de chir. de Naples*, séance du 28 juin 1891 et *Arch. Ital. de laryng.*, janvier 1892.

Bosworth. — Les diverses affections de cellules ethmoïdales. *Assoc. laryng. amér.*, septembre 1891.

Zuckerkandl. — *Anatomie normale et pathologique des fosses nasales.* Vienne, 1892, Paris, 1895.

Guillemain et Terson. — Les complications orbitaires et oculaires des affections des sinus frontal, maxillaire sphénoïdal. *Gazette des hôpitaux*, n° 3, 9 avril 1892.

Bryan. — Ethmoïdite suppurée. *Association de laryng. américaine*, in *Annal. des mal. du larynx*, etc., p. 858, 1892.

Heath. — Chirurgie du nez et des cavités accessoires. *Brit. med. Journ.*, 3 et 10 décembre 1892.

Spencer Watson. — Nécrose de l'ethmoïde. *Brit. med. Journ.*, 31 décembre 1892.

Ruault. — Note sur un signe de la suppuration des cellules ethmoïdales antérieures. *Bull. et Mém. de la Soc. de laryng., d'otol. et de rhin. de Paris*, n° 9, 1892.

Strazza. — Une grosse tumeur kystique de l'ethmoïde : un cas d'obstruction complète de la cavité pharyngienne supérieure. *Boll. delle mal. dell' orecchio,* etc., n° 3, 1892.

Grunwald. — *Leçons sur les suppurations nasales avec considérations parti- culières sur les affections des sinus ethmoïdaux et sphénoïdaux.* München und Leipzig. J. F. Lehmann, 1893 ; 1 vol. in-8°, 167 p.

Woakes et Lennox Browne. — Nécrose ethmoïdale. *Brit. med. Journ.,* 14 janvier 1893.

Bryan. — Un cas d'ethmoïdite suppurée. *New-York med. Journ.,* 28 jan- vier 1893.

Lilchtwitz. — De l'empyème latent du sinus frontal diagnostiqué et traité par voie naturelle. *Arch. clin. de Bordeaux,* n° 1, 1893.

Lermoyer. — Diagnostic des abcès du sinus maxillaire. *Sem. méd.* n° 7, 1893.

Myles. — Affections des cavités accessoires du sinus nasal. *New-York med. Journ.,* 4 février 1893.

Jansen. — Sur la trépanation des cavités accessoires du nez dans le cas de suppuration chronique. *Archiv. für laryng. und rhin.* Bd. I, 2 Heft, 1893.

Wyatt Wingrave. — Ethmoïdite suppuré avec carie. *Journ. of laryng. and otol.,* août 1893.

Knapp. — Mucocèle et empyème des cellules ethmoïdales et des sinus sphé- noïdaux causant un déplacement du globe de l'œil ; opération par l'orbite. *Arch. of otol.,* vol. XXII, n° 3, juillet 1893.

Oaks. — Diagnostic différentiel et traitement des suppurations des cavités accessoires du nez. *Med. News,* 2 septembre 1893.

Heymann. — *Société de laryngologie de Berlin,* 17 juillet 1893.

Pegler. — Cas d'ethmoïdite antérieure. *Soc. prat. de laryng. et de rhin.,* 9 dé- cembre 1892, in *Revue de laryng., de rhin. et d'otol.,* 1er mars 1893.

Semon. — Carie et nécrose des os du nez et du maxillaire supérieur. Abcès de la cloison. Empyème de l'antre gauche. *Laryng. Soc. of London,* 12 avril 1893.

Winckler. — Carie de l'ethmoïde d'origine syphilitique. *Berl. klin. Woch.,* 18 décembre 1893.

Panas. — *Traité des maladies des yeux.* Paris, 1894.

Hicguat. — Trois cas d'ethmoïdites. *La Polyclinique,* vol. 3, n° 2, p. 25, 15 janvier 1894.

J. Dunn. — Destruction complète des cavités nasales due à la syphilis. *N. Y. med. Journ.* 20 janvier 1894.

Kellog. — Empyème des sinus accessoires du nez. *Journ. of opht. otol. and laryng.,* janvier 1894.

James Nichols. — Empyème du sinus frontal avec complications. Mort. Autopsie. *Manhattan eye and ear hosp. reports,* janvier 1894.

Stewart. — Suppuration des cellules ethmoïdales *Bull. de la Soc. de laryng. de Londres,* 10 janvier 1894.

Rice. — Inflammation catarrhale des sinus ethmoïdaux et attaques fréquentes de rhinite. *Arch. of pediatrie*, juin 1894, p. 516.

Raugé. — L'infundibulum et les orifices des sinus. *XIe Congrès international de médecine*, tenu à Rome du 29 mars au 5 avril.

Hajek. — Les affections de l'ethmoïde et leur importance. *Société de méd. de Vienne*, 4 mai 1892.

Casselberry. — Polypes du nez : leurs rapports avec l'ethmoïdite et leur traitement par la résection du cornet moyen. *Assoc. laryng. américaine*. XVIe congrès, 30, 31 mai, 1er juin 1894.

Flatau. — *Société de laryng. de Berlin*, 8 juin 1894.

Klingel. — Cathétérisme des sinus frontaux. *Soc. méd. d'Eberfeld*, in *Mercredi méd.*, juillet 1894.

Milligan. — Inflammation suppurée aiguë des cellules ethmoïdales antérieures. *Brit. laryng. rhin. and otol.*, août 1894.

Luc. — Contribution à l'étude des suppurations du sinus frontal et en particulier de son traitement chirurgical. *Arch. intern. de laryng., rhin. et d'otol.*, n° 4, 1894.

Bosworth. — Affections ethmoïdales. *New-York med. rec.*, 13 oct. 1895.

Goris. — Abcès de l'orbite par nécrose de l'os unguis et de l'os planum. *Revue intern. de rhin. et de laryn.*, 25 oct. 1894.

Baumgarten. — Sur les suppurations des cellules ethmoïdales. *Wiener klin. Woch.*, 25 octobre 1894.

Pröbsting (Wiesbaden). — Sur le développement des polypes muqueux du nez à la suite des suppurations des cavités annexes. *Association des laryng. de l'Allemagne du Sud*, 14 mai 1894.

Bresgen. — Sur les suppurations du nez, de ses annexes. *Association des laryng. de l'Allemagne du Sud*, 14 mai 1894.

Chaters J. Simonds et Gréville Mac Donald. — Discussion sur le traitement de l'empyème des sinus accessoires du nez. *Congrès annuel de l'Assoc. méd. britannique*, in *Brit. med. Journ.*, 1893, p. 1157, 1353, 1475.

Muller. — Empyème des sinus frontaux et ethmoïdaux. *Bull. méd.*, 28 novembre 1894.

Gruening. — Cas d'empyème des cellules de l'ethmoïde. Opération par l'orbite. Guérison rapide. *N.-Y. Eye and Ear Imform. Reports*, janvier 1895, vol. III, 1re partie.

Raoult. — Empyème des cellules ethmoïdales antérieures accompagné de nécrose de la paroi osseuse de la fosse nasale et des fistules internes. Curettage. Guérison. *Revue internationale de rhinol., otol.*, 10 mars 1895.

Bosworth. — Un cas d'ethmoïdite suppurée suivie d'une invasion du sinus sphénoïdal, abcès du cerveau et mort. *New-York med. Journ.*, 12 octobre 1895.

Laurens. — Relations des maladies du nez et de ses annexes avec les maladies des yeux. *Gazette des hôpitaux*, 7 septembre 1895.

M. W. Hill. — Affection du sinus frontal et des cellules de l'ethmoïde et du sinus maxillaire associée avec des polypes du nez. *Soc. laryng. de Londres,* 10 avril 1895. In *Rev. de laryng., rhin., otol.,* n° 17, 1895.

Lichtwitz. — Complications des empyèmes des cavités accessoires du nez. *Sem. méd.,* 17 avril 1895.

Dennis. — Un cas d'empyème du sinus frontal et ethmoïdal occasionné par une tumeur de l'oreille. *Arch. of otol.,* n° 2, avril 1895.

Bryan. — Contribution à l'étude des affections suppurées des sinus accessoires. *New-York med. Journ.,* 12 octobre 1895.

Mackenzie. — Traitement chirurgical des cavités accessoires du nez. *Soc. Brit. de laryng., rhin. et otol.,* 25 et 26 juillet 1895.

Bryson, Delavan. — Traitement chirurgical des affections des cellules ethmoïdales *Soc. Brit. de laryng., rhin. et otol.,* 25 et 26 juillet 1895.

Nicolaï. — Ethmoïdites. *Journal de l'Institut Nicolaï,* n° 3, 1895.

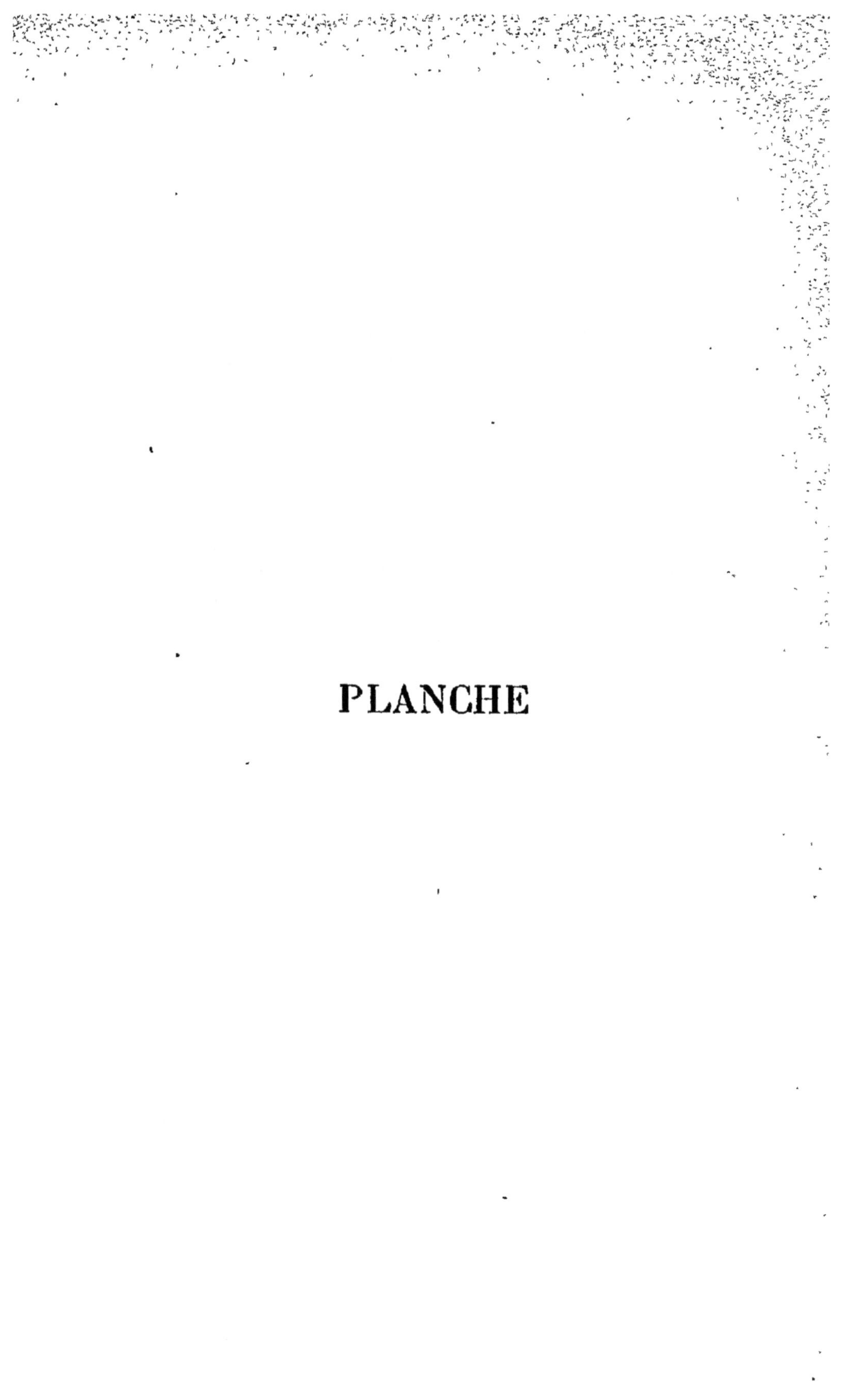

PLANCHE

FIG. I. — *Paroi externe de la fosse nasale droite pour montrer les orifices des trois groupes de cellules ethmoïdales (enfant de 12 ans).*

$$D = \frac{1\ 1/2}{1} \text{ (Le cornet moyen a été réséqué aussi haut que possible.)}$$

1. Orifice du canal fronto-nasal. — 2, 3, 4. Orifices des cellules antérieures formant le groupe A de la fig. 1. — 5, 6. Orifices des cellules moyennes formant le groupe B. — 7, 8, 9. Orifices des cellules postérieures formant le groupe C. — 10. Apophyse unciforme. — 11. Gouttière de la bulle. — 12. Gouttière de l'infundibulum. — 13. Méat supérieur. — 14. Bulle ethmoïdale. — 15. Section du cornet moyen. — 16. Cornet inférieur. — 17. Orifice du sinus maxillaire dans la gouttière de l'infundibulum. — 18. Orifice du sinus sphénoïdal. — 19. Trou sphéno-palatin.

FIG. II. — *Paroi interne de l'orbite droite, montrant les cellules ethmoïdales ouvertes par la résection de l'os planum et de l'unguis (même sujet).*

A. Groupe antérieur des cellules. — B. Groupe moyen. — C. Groupe postérieur.

1. Canal nasal. — 2, 3, 4. Orifices des cellules antérieures s'ouvrant dans la gouttière de l'infundibulum. — 5, 6. Orifices des cellules moyennes s'ouvrant dans la gouttière de la bulle. — 7, 8, 9. Orifices des cellules postérieures s'ouvrant dans le méat supérieur. — 10. Trou orbitaire antérieur. — 11. Trou orbitaire postérieur. — 12. Sinus maxillaire. — 13. Trou sphéno-palatin. — 14. Canal optique.

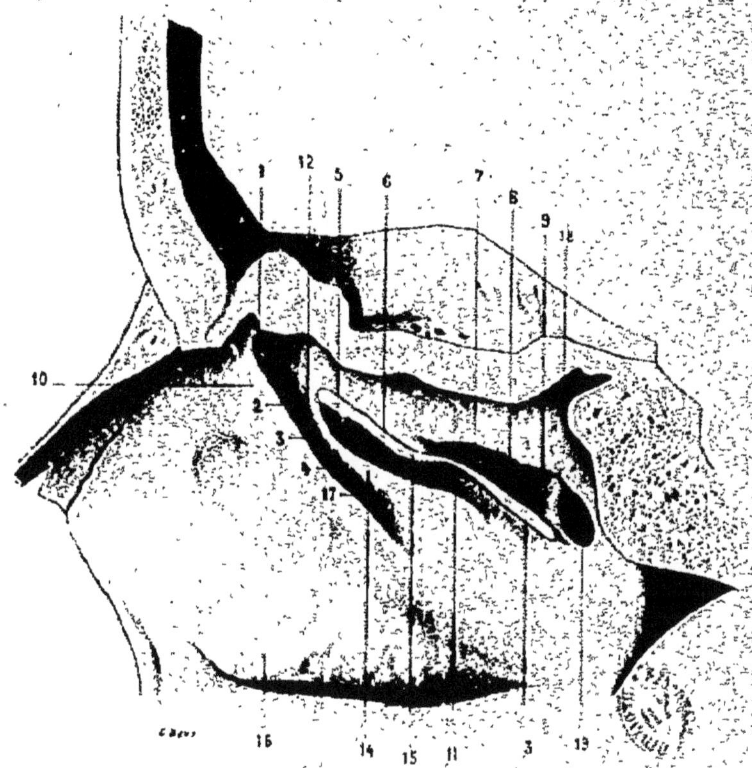

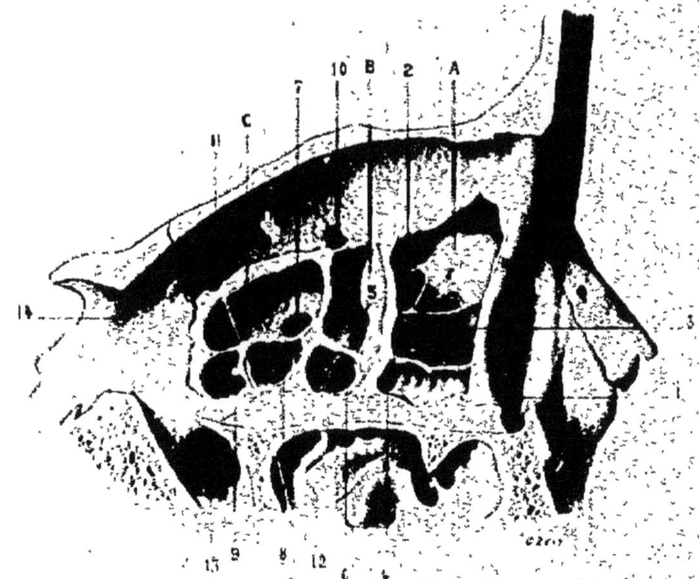

TABLE DES MATIÈRES

IMPRIMERIE LEMALE ET Cⁱᵉ, HAVRE

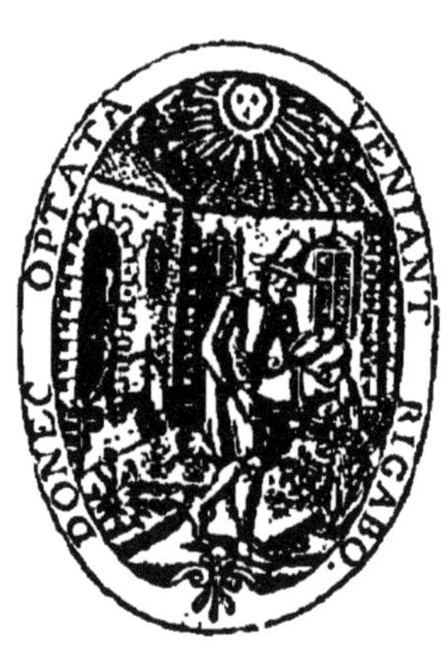

IMPRIMERIE LENALE ET Cie, HAVRE

www.ingramcontent.com/pod-product-compliance
Ingram Content Group UK Ltd.
Pitfield, Milton Keynes, MK11 3LW, UK
UKHW020925140726
13695UKWH00003B/978